找回自己內在的醫生

身、心、靈的療癒
人智醫學概論

原著：Healing for Body, Soul and Spirit
An introduction to Anthroposophical Medicine

作者：Dr. Michael Evans and Iain Rodger
中文版翻譯審訂：許姿妙 醫師

目錄

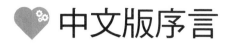# 中文版序言

應許姿妙醫師的邀請，我於2013年首次到台灣演講。她是一位中醫師，我之前就認識她了，是在2003年於菲律賓首次舉辦的國際人智醫學學士後訓練課程（IPMT）中我們一起工作。從2013年之後我也開始在中國對二組醫師進行教學。雖然與不同組別的醫師工作，但看到所有的醫師都對人智醫學的思想本質和工作方式抱持著開闊的胸襟。

中國主要的思想家老子，對中國古代的思想與文化有著深遠的影響，他說宇宙中有許多矛盾和對立的特質，例如：有與無，美與醜，好與壞。他也說到「聖人之治虛其心…」。

人智學研究自然的其中一種方法，是先把以前的觀念放在一旁，張開眼睛重新看待礦物、植物、動物和人類機體。這需要一種思維來超越黑白對立並解決矛盾，若能提出創造性的疑問則有助於此，而且不需要立即有答案。令我驚嘆的是，中華文化的古聖先賢其深思熟慮及樂於包容世界中的矛盾對立，這樣的態度深深地影響來參與我的課程的學員，使他們得以用開闊的視野來接納人智醫學。

中醫學比當代西方醫藥科學的發展早了幾千年，而人智

醫學是之後才發展出來的科學。中醫學與人智醫學都已認識到，人的物質身體背後有著「乙太力」或稱之為「氣」在作用著。人智醫學認為，健康是在神經感覺系統與新陳代謝四肢系統的二極對立關係中找到平衡；這與中醫學的圖像是一致的，中醫學認為健康的基礎是在陰陽對立法則之間找到平衡。

傳統中醫學大量使用天然物質作為藥物，這些經驗與知識已流傳千百年之久。當我與學員一起研討中藥植物時，在過程中因為對於某植物的內在特質產生深刻的理解，所以就能推測此植物的可能效用。之後發現，我們所推測出來的藥物功效與中醫學文獻的記載是大部分相同。因此，透過人智醫學這種研究植物的方法，似乎可以讓每一個人自己對植物的藥用特質達到某種程度的理解，而不需要完全依賴傳統教學或主流醫學的藥物研究。

我希望本書中文版的付梓，能為華語世界中想要探索人智醫學的朋友帶來進一步的啟發及領悟。

Dr. Michael Evens

2016年春天

中文版譯者序

　　聽說人智醫學對於癌症有深入研究而且有天然製劑可以治療癌症，於是我非常好奇的報名參加亞洲第一屆學士後人智醫學國際訓練課程，那是2003年由世界人智醫學總部瑞士歌德館在菲律賓所舉辦的課程，就在那兒我認識了作者Michael Evens醫師。

　　長期以來他持續支援菲律賓的人智醫學國際訓練課程，課程中他所帶領的學習方法與我以前在醫學院的學習大不相同。不論是器官解剖、植物觀察，病例討論或思想鍛鍊，所有的過程都令我大開眼界並且有深刻的感受。

　　尤其是人智醫學的植物觀察法特別使我興奮不已，因為中醫學古代的醫家神農氏為了尋找良藥而嚐百草，最後在一天之內中毒七十餘次身亡。生於二十世紀的我們，不必再用嚐百草的方式來研究植物對身體器官經絡的效用。而可以運用人智醫學的植物觀察法，透過植物所呈現出來的樣貌細節，其生長的形變過程，植物與周圍環境的關係…等來瞭解某種植物想要透露給我們的訊息。每一株植物獨特的生命歷程都在告訴我們它的功效可以用來治療什麼疾病，重點是我們要學會「閱讀」植物的方法才能了解植物的整體圖像。我

有一個夢想是，用人智醫學的植物觀察法來進一步研究台灣本地的藥用植物，如此一來，中醫臨床上所使用的藥材須仰賴進口的情況就可以大幅減少。

　　十三年前我踏入人智醫學的道路，第一本閱讀的人智醫學書籍就是本書。這是一本大家都可以理解的人智醫學概論，不但讓人看到人智醫學的全貌，瞭解人體的不同層次，還能學到簡易實用的居家照護。更令人感動的是透過本書才瞭解到，在不同的國家有為數不多的醫藥護治療師持續不懈的努力研究與推展，即使面對非常困難的情況也不放棄，這種強大的意志力驅動著要使人類更好的行動。

　　我個人在極度忙碌的工作生活中，每天再提早一小時起床翻譯本書，持續一年半的時間終於完成翻譯工作了。我謹以此堅持實踐的力量獻給Michael Evens醫師，他是我在人智醫學領域的啟蒙老師，也是一位非常令人尊敬的醫療工作者。同時希望在華語世界中，更多有緣人因為本書中文版付梓而受益。

許姿妙

2016.2.28

♥ 致謝

作者群謹向下列人士的寶貴協助致上謝忱。James Dyson 醫師（其支持與建設性的批評使本書得以完成）、Hazel Adams、Jean Brown醫師、Shirley Chalis、Marah Evans、Michaela Glocker醫師、Tom Huggon、Adrian Large、Broder von Laue醫師、David McGavin醫師、Thomas Mckeen、Joan Marcus、Steven Moore、Frank Mulder醫師、Ruth及Bernard Nesfield——Cookson、Bobbie Pounder、Don Ratcliffe、Jennie Rodger、Joan Smith、Shaena Stoehr、Vera Taberner、Ian Wiggle、人智醫學委員會以及人智醫學信託基金。另外，針對Bernard Lievegoed教授、Rudolf Treichler醫師及Ari Bos醫師等著作的貢獻，也一併致上敬意。

♥ 序

近年來，大家雖然認同主流醫學的成效，卻也感受到這種有侷限的治療方式還會有副作用。患者會抱怨醫師的處方讓他們不舒服，也希望與醫師討論其他治療方式的可行性。民眾對主流醫學這些評價，促使順勢療法、草藥療法和針灸等替代療法的快速發展，這些療法大部份的基礎，是主流醫學出現之前就已存在的哲學但現今卻無法普及。

就某些方面而言，主流醫學有先進的醫學基礎，但卻以有限又唯物的觀點來看待人體，自然無法全盤瞭解疾病產生的原因。某些替代醫學與傳統療法則截然不同，靈性哲學（Spiritual philosophies）的存在比探討物理現象的科學更早。（註1）但是這些替代醫學就像是設法讓時光倒流，換個角度探尋主流醫學缺失，如此一來卻會忽略以科學研究醫學取得的進展。所以並非得回到過去，而是應該要延伸主流醫學，並同時考量靈性和物質層面。

人智學奠基者，奧地利的科學家和哲學家魯道夫·史代納（Rudolf Steiner, 1861～1925年）研究實務中的「人智醫學」（Anthroposophical Medicine），正有此助益。這個名稱是從希臘文的anthropos（人類）和sophia（智慧）衍生而

來的，這在某種程度上代表人智學牽涉到人類透過自我知識（self-knowledge）而達到的靈性智慧（spiritual wisdom）發展。事實上它就是一種靈性科學，能延伸並擴大科學的知識和理解基礎。

史代納雖然認可科學在建構物質世界的整體成就，但他更企圖研究存在的靈性層面來超越唯物論的限制。他所倡導的人智學，或者說靈性科學，是將人類的存在視為包含了身體、心魂和靈性。而人智醫學的產生，則是許多醫師體認到這種延伸擴大的生理學對於醫療的非凡意涵。

史代納在世的最後幾年，有很多不同專業領域的人追隨他的指導，以便能在各自的領域應用人智學的原理。除了醫學以外，人智學在世界各地也造就了全新形式的教育、藝術、建築、殘障關懷、農業和經濟等。在醫學方面，史代納曾受邀發表演說，對象是約三十多位熟諳人智學的醫師和醫學生的團體。他在1920年開設的一門講座，就深入探討人體病理學和治療方法，儘管在當時還無法被視為人智醫學的系統。（註2）

直到史代納與荷蘭籍醫師伊塔·薇格曼（Ita Wegman, 1876～1943年）的合作，才終於奠定了全新醫學的基礎。他們共同撰寫了一本《治療的基礎》（Fundamentals of

Therapy），而薇格曼醫師也在瑞士「多納赫全球人智學中心」（Dornach）附近的阿勒斯海姆（Arlesheim）開設最早的人智醫學診所；後來也擔任多納赫靈性科學學院醫學部長。（註3）

史代納並不是醫師，所以他便與合格的執業醫師共同著手，進行人智醫學的發展。他堅持人智醫學應該是主流醫學實踐的延伸，而非成為替代療法。因此，所有的人智學醫師都必須先具備主流醫學的學位，再進一步研究以靈性科學的觀點來理解健康和疾病，這使他們的研究工作能超越主流醫學的實踐，也就是說，人智醫學醫師能提供任何醫療問題的諮詢。

人智醫學的主要目的，是促進患者內在的自然療癒力量，這力量可以維護物質體並對抗衰敗過程，這療癒力量會形成一種非物質性的形塑力量，史代納稱之為乙太身（etheric body），乙太身影響發育和營養方面甚鉅。人也具有意識，能夠覺知環境並產生情緒反應。這種覺知源自稱為星辰身（Astral body）的第三種身體層次，在神經系統中特別活躍。最後，人也能認知自身（astral body）的意識，並有能力從內在改變自己。這就指出了人的第四種層次，靈性核心（Spiritual core）或者稱為吾（ego），這在肌肉的活動和血液中的表現特別明顯。（註4）

這四種元素相互連繫進而成為一個整體，當患者需要協助時，必須依此來整體考量。人智學醫師會衡量這四種層次的相互關連性，再去瞭解各種疾病。比如說，因為意識活動對物質身會造成分解或破壞作用，所以就會反覆出現疾病與健康的交替傾向。而乙太身的合成，或者說建構力量，就必須持續對抗這些作用以維護健康。如果乙太力量本身過於強大，造成失衡，就會再次引發疾病。良好的健康有賴於這些對立作用之間的平衡。

史代納所提出的這種高度複雜意象，其實很難捉摸。畢竟，人智醫學是從對主流醫學對物質身的理解，進而透過其他三種元素來延伸。但若把日常經歷的思考、感覺和意志看成是科學的延伸，也就不難理解了。因為科學本來就排除了無法測量的事物。這也就是為什麼靈性科學的基礎，是透過科學來瞭解物質領域，進而擴展我們對未知領域的知識。

物質身的感知受限於身體感官，但思考就不會有此限制，比如說數學概念就不是由感官所認知的。靈性領域是無法透過身體直接感知的，但只要透過細心的觀察和有條理的思考，每個人都可以理解靈性科學。至於更深入的探討，史代納就曾解釋過更高形式的感知如何發展出來，可讓我們直接感知到靈性領域。他透過自己所發展出來的這些能力進行

研究，並奠定了他對於靈性領域描述的基礎。

除了大多數人與生俱來的感知物質環境的能力之外，史代納還有感知靈性現象的能力。他主張，每個人都可以透過本身的努力，發展出靈性感知的潛在器官。在現今的世界中，大多數人對靈性領域的直接體驗都被隔絕了，這幾乎就像是盲人對物質世界沒有視覺印象一樣。然而，一如盲人對物質世界能有其他體驗並與明眼人所描述的概念比對，因此，發展出靈性感知能力的人也可以把他們的體驗與人智學知識對照。

人智醫學所賦予主流醫學實踐的新概念，對於某些接受主流科學教育的人來說可能會覺得很奇怪。當然，這不是要鼓勵盲目的信賴或質疑，但他們若能放開心胸思考，就可以對人智醫學的價值做出評價，人智醫學實踐的成果也是經得起檢驗的。

目前，人智醫學的工作在德國、荷蘭和瑞士的發展比較普遍，這些國家有許多人智醫學醫院和許多人智醫學開業醫師。他們都是被國家認可，並且接受國營或民間醫療保險制度的給付。有些英語系國家對人智醫學的關注也是穩定成長的，但他們花費較長的時間來推廣人智學。現在英國的國民健保制度和民營機構，也都有人智醫學的臨床實踐。

編寫本書旨在希望大家能夠對人智醫學有更全面的認識，以期能符合全世界對人智醫學不斷升高的需求。本書最主要的目標讀者群是一般大眾，但也對想開拓治療方式的健康照護專業人員有所助益。因篇幅所限，有些概念只是簡略介紹，但讀者若想更深入的探討，書後的延伸閱讀中提供了完整的參考資料。

　　本書無法取代醫師的診療，且不能作為訓練手冊。書末列有完整資料，以便讀者取得其他資訊，包括取得人智醫學治療或申請人智醫學療法訓練所。

1. 擴展醫學的藝術性和科學性

人智醫學的治療方法有良好的信譽，而且人智醫學提出的新觀點也符合這個快速變遷的世界。我們不能把人智醫學跟替代療法混淆，因為人智醫學是築基於主流醫學的知識和經驗，差別是人智醫學除了治療患者的非物質性（或稱靈性）元素，也要治療物質性元素。

以這些元素的觀點去擴展主流醫學的實踐，並不會不夠嚴謹。所有的人智學醫師，都必須先受過合格的主流醫學訓練，並完成學士後的訓練，開始認識主流的物質身概念之外的三種元素。學士後訓練使醫師透過人智學的術語，乙太身（etheric body）、星辰身（astral body）和吾（ego）等，學習對人類的圖像有更完整的瞭解。（註1）

即使我們無法以身體感官來感知非物質的靈性元素，但這些非物質的靈性元素是每個人共同擁有的。我們應該瞭解，以靈性層面來解釋這些現象，並不意味人智醫學是以宗教信仰為基礎，其實，人智醫學是根據靈性科學方法進行的，並和主流科學同樣嚴謹，只不過是所觀察的已超越物質世界的界限之外了。

眾所周知，主流醫學是從科學研究物質現象所產生出來

的，物質現象就是舉凡可稱重、測量或計數的任何事物。近五百年來，主流科學大幅擴展了我們對於周遭世界的瞭解，儘管早期很多的科學家曾因為這些發現而遭受迫害，但後來都受到這種全新探查方法的鼓舞，再也不用仰賴傳統宗教式和哲理式的傳授方式。對於處於今日的我們而言，這種獨立探索的精神就是一種傳承，和主流科學在科技及醫學上的輝煌成就同樣重要。

現代世界的科學觀，是透過一系列互為基礎的發現不斷演進的。先驅對天文學和物理學的偉大貢獻，創造出公式來描述太陽系中星體的明顯移動。牛頓在十七世紀時提出了力和重力的觀念，並藉著描述無生命物體掉落地球的相同公式來解釋星體移動。當科學家發現了可以在產生化學反應的前後秤出無機物的重量後，便能針對這些反應進行數學性的描述，並定出基本定律。

文藝復興時期的義大利，因為世人對人體解剖學的關注，促使藝術家（尤其是達文西）解剖屍體，以繪製身體內部，這是人體最早的詳細圖繪。現代的解剖學就是從這些對於屍體的研究發展出來的。同樣，對於人體和動物以及其器官功能的觀察和測量，也造就了生理學的發展。這些發展的本質，就是把物理學的基本方法應用到活的生物體中。而後來興起的生物化學，基本上是把化學的基本方法應用到生命

機體中。

　　所有醫學院學生都會接受解剖學、生理學和生物化學這三種基礎科學的教育。每一門學科的原理都源自對無生命體的研究，但這些方法卻再被應用到活的生命機體，即植物、動物和人體。就因為這樣，現代科學（包括醫學）呈現出來的是不完整的世界圖像。就像後來所知道的，這些和無生命有關的定律，應該只能應用在生命體的物質層次，它們並未考量到生命、心魂（soul）和靈性（spirit）的面向，因此亟需另一門科學使其更臻完整。這正是靈性科學，或者說是人智學的任務。

　　生命的整體是以「過程」（processes）為特徵，例如血液循環、物質流入和流出肝臟及消化活動……等。科學經由對這些過程的探討，將其簡化為機械性的機制和化學反應，將欲研究的機體部分分離，在正常情況外（體外）進行分析。這樣能把生理過程的表現凍結成可在實驗室處理的形式，但往往無法全盤解釋生命體內的生理過程。或許可以說，主流科學旨在分析過程的簡要現象，而非過程本身。

　　人智學則不同，它將這些過程視為靈性法則的表現。在瞭解生命元素（或乙太身）之前，必須知道這較高層的法則是構成物質領域的根本法則。如果去研究生命過程中複雜的

活動，而不是只研究隔離簡化的現象，就是有助於瞭解無生命物質轉化為複雜生命體的重要步驟。

有生命存在的地方，都可以看到事物的一般作用是被修正過的，甚至是相反的。而無生命物質通常都會傾向解體或沒有組織的狀態，比如當倒塌的石牆受到侵蝕，就會變成塵土；當熱水壺從熱源移開後，就會漸漸降溫，最後降為和周圍環境相同的溫度。但是，在植物、動物和人體，物質會建構成複雜的實體，只要有生命元素在作用，就會維持高度組織的狀態，直到死亡時物質再次崩解成混亂的狀態而回歸塵土。

再舉另一個生命體能改變物理法則的例子。我們知道，無生命物質會如預期地受重力的影響而墜落，但植物卻可以對抗重力從地面往太陽生長，當然它們還是會受重力影響，因此，成熟的蘋果會掉到地上。但重點是植物會從土地汲取礦物質，並將其組織成預定的結構，以具備對抗重力的能力。

醫學院的學生會學習解剖學、各種不同器官的生理學、構成器官的組織（組織學）、形成組織的細胞，以及構成細胞的分子間所產生的生化過程。儘管並未得到普遍肯定，但當代醫學有種說法，就是當某種疾病用細胞或分子層級來描

述時，即以最細微元素的方式來解釋，就已經是極限了。

這種方法，長久以來一直都和科學家分析最小組成分子的能力與時俱進，並且從上個世紀開始盛行，這是因為顯微科技發現了細胞。德國病理學家魯道夫·維周（Rudolf Virchow）曾說：「所有的生命體，包括人類，都是由細胞所構成的。」他指出，我們會生病就是因為細胞生病了。如果可以瞭解細胞生病的原因，就能瞭解生病的原因。（註2）這個簡化的概念，形成了今天的病理學，也就是有關身體疾病的科學。

醫師在尋找某種疾病的獨立成因，就是進行診斷。對完整解釋某種疾病來說，患者的感覺和醫師所能直接觀察到的現象，都只是開端。越能以細微元素來描述病徵對判斷就越重要，例如細胞的細微變化，這種為了尋求最細微解釋所做的判定，便是化約主義，也是主流醫學最典型的特點之一。

假設有位體重不斷降低的患者，出現發抖、脈搏加快、食量比平常多，而且有時還有亢奮的現象，可能會被診斷為甲狀腺機能亢進，代表患者甲狀腺活動過度活躍。甲狀腺是位於頸部的腺體，能透過「甲狀腺素」來調節新陳代謝速率。接著，醫師就把焦點從患者的整體轉移到單一器官，驗血檢查患者的甲狀腺素濃度是否過高。以這樣的步驟進行，

能讓醫師對診斷結果有把握。

　　主流科學的方法使醫師介入顯微層級，為主流醫學帶來許多成就。例如，他們可以投予化學物質，來抑制甲狀腺產生甲狀腺素，或將合成的甲狀腺素給予血中甲狀腺素濃度不足的患者。還有，他們發現細菌和感染之間的關聯性，帶動了藥物的研究，想做出能破壞細菌結構但卻對人體的化學組成造成極微小的干擾或毫無影響的藥物，結果就發現了抗生素使醫師有能力可以對抗感染。直到現在，每當醫師診斷該疾病牽涉到細菌感染時，都會使用抗生素。

　　主流科學的所有發現促成了這些進步，也可以看作是化約主義的成果。或許就是因為這些成就，使主流科學取得了主導優勢，甚至對藥物的理解和製造也盛行此法。二十世紀之前的藥物，主要是從植物萃取出來的，還有些是來自礦物和金屬。在篩濾植物的萃取物之前，製作者會將植物搗碎，置於酒精和水的混合物中，放置一段時間，製備成酊劑。相反的，現代藥學則是把原始植物純化，分離出個別的化學物質，以產生更有效又更可預期的藥物，然後，也可以再對取出的化學物質進行複製或修改，並以人工大量製造。這種藥物已經從完整的植物生物體被移出來，而成為單一的化學成分。

　　審視主流醫學的應用範圍，確實已竭盡所能的發展拯救生命的方式。這些發展大幅改善了人類的生活，例如置換損傷關節等。人智學醫師認同主流醫學的方法有些時候是恰當的，但人智醫學所提供的方法超越只關注物質身體的治療方式，這是特別重要的，因為許多疾病的成因是存在於人體的非物質元素。本書能具體呈現人智醫學如何延伸主流療法的可能性，以及其如何克服化約主義的片面觀點。

　　假設只觀察無機物質，就以為掌握大自然全部的生命現象，那是很大的錯誤。事實上，生命元素的法則和物質世界大不相同，因此，主流醫學無法掌握到生命本身是非物質領域之一，這也就不足為奇了。現代科學已經知道，像人體這樣的有機體，會利用物質成分來建構身體，但是一個人的生命元素，絕對無法靠檢視這些物質成分來理解。

　　若想要瞭解生命元素的活動，即乙太身，就必需先探討人體如何生長和成熟。死亡時，身體會崩解回到塵土，再次變回以前用來建構身體的物質。人在有生之年，都在進行乙太過程，將物質凝聚在一起並整合到高度複雜的人體中，這種生命元素絕對無法以主流科學的方法來瞭解，因為它並不是物質實體。事實上，我們是透過有關靈性元素的知識來更進一步瞭解物質身體，然後才會瞭解到，物質元素的功能與

靈性元素有密切的關係，來促使整體的統合。

除了生命元素的概念，人智醫學所要引進的第二個領域，則是有關於感覺、本能驅力，和對周遭世界的內在覺知。我們自己的內在經驗，例如感覺，對自身來說相當明顯的，但是我們卻無法以觀察大自然的方式來瞭解另一個人的感覺。感覺無法透過主流科學的技術得知，因為主流科學本身被侷限於可觀察、測量的範圍中。這個問題帶動了一些發展，有人開始進行研究內在生命（inner life）或心魂生命（soul life），例如，生物物理模型是透過探討神經系統的生理學和生化學，來尋找意識的物理和化學基礎；另一種行為學派，則是要找出人類和動物行為的外在刺激；精神分析主要是集中在感覺和思考的潛意識、本能衝動；存在主義，或者是現象學的方法，則聚焦於驅動我們對世界及自身的瞭解的心魂層面；而社會精神病學，則是探討社會環境對於形塑心魂生命的作用。

人智醫學認同這些學派是為了要掌握心魂生命（soul life）的特定層面，但也認為這些方法都無法提出完整的解釋，例如，只把心魂看成是生理反應的過程，就無法有真正的瞭解。心魂世界是獨立存在的領域，而心魂存在於這個領域中，就如同身體存在於物質世界一樣。但是，這並不代表

人的心魂是與身體完全分離的，這二部分會在人的有生之年保持聯繫，心魂還會深受物質身體感知的影響。

在人類、動物、植物和礦物中都能見到無機物質；生命元素則存在於人類、動物、植物；而心魂元素（包括感覺、情慾、本能和意識）則只有人類和動物才有的。除了這些，人類因為有第四種元素而與其他三個領域區分開來，這第四元素就是靈性核心（spirit core），這會使我們有意識，而且還能「知道」自己有意識，換句話說，這就是自我意識（self-conscious）的存在，或者說自我覺察（self –aware）。每當我們以「我」（I）這個詞來稱呼自己的時候，就證明我們是有覺知的，也唯有對自己以個體存在的事實有覺知，才能如此。

人智醫學為當代醫學補充的第三個領域，就是這種最深層的認同感——吾（I, ego），即自我。儘管我們的想法和感覺每天都在變化，但始終保有不變的認同感。我們的身體在有生之年中會大幅改變，物質組成不斷更新，最初的原子在多年以後就所剩無幾，儘管如此，還有個稱之為「吾」的中心，讓自己感到始終如一。這種內在認同感讓我們可以和外在世界區分開來，而且能驅動我們去追尋真正的自我和周遭事物的真理，而不只是滿足於身體的需求。人和動物一樣，都會對外界事件產生反應，但只有人才能思考並創造，

這是超越本能反應的。這個中心，這個「吾」，也就是人的靈性（spirit），使每個人都成為獨一無二的個體。（註3）

領域	品質特性	自然界	人的元素
靈性	自我的意識	人	自我（吾）
心魂	意識	動物	星辰身
生命	生命	植物	乙太身
物質	可稱重及可測量	礦物	物質身

圖1

要治療人的整體必須關注到四個層次：物質身體、生命、心魂元素，以及靈性。每個層次都互相影響，也無法簡化成單一層次。人智醫學能瞭解這些層次的特質，並說明其中相互關聯的失衡會導致疾病。主流醫學的醫師都知道患者的情緒狀態可能是某些身體疾病的成因，但至於為何會如此，卻所知甚少。尤其是心魂生活（soul life）受到干擾時會表現出身體疾病的過程，人智醫學可以提供很有價值的新療法。這種療法是要治療這類疾病的成因，而非只單純抑制症狀。

任何療法會影響患者的某個元素時，也同時會影響其他元素。例如，使用主流藥物療法緩解某個身體症狀時，一開始時可能會有效果，後來卻會影響到靈性層面，這對人體就不一定有益了。反觀順勢療法的藥物，並不會對身體有直接

的化學作用，而是傾向於促進療癒過程，也可以說是作用在生命元素的層次。因此，順勢療法藥物的作用，是無法以主流科學的測量來理解的，順勢療法藥物是透過非物質性的生命元素，來對患者的整體產生作用，所以只能以其適用的法則來理解。

除了經由生命元素產生作用的藥物外，人智醫學還會運用各種不同的藝術療法，希望透過患者的心魂層面達到治療的效果。另外，患者還可以透過諮商來獲得對生命的全新想法，進而協助他下定決心改變生活方式，活得更健康。醫師以這種方式來治療時，是直接針對患者的靈性，或者說是意識，產生作用。

當然，人智醫學並不排斥在適當時機使用手術或主流藥物來治療病人，例如緊急情況時。但是醫師要能敏銳地覺察到使用這些方法會造成甚麼結果，包括對靈性層次及物質身體的影響。人智醫學根據對人的整體理解來擴展治療的視野，提供一系列新的藥物和療法，這些新的藥物和療法並不是從順勢療法或草本醫學的傳統形式移植過來，而是當代醫學的延伸擴大，是基於對靈性科學的理解而發展出來的，同時大幅補充了從自然科學獲得的知識。

2. 生命的全新研究

生命元素，或者說是乙太身（etheric body），包含了支配身體組織的成形力量（formative forces）。要是缺少這些成形力量，物質身體就會崩解，就像死後身體只受到物質世界法則的影響一樣。從純粹的物理和化學的觀點來說，身體在死前一刻和死後瞬間，並沒有太大差異。但事實是，乙太身一旦離開物質身體，身體就會立刻從具高度組織的結構，開始腐朽化為塵土。

身體的每個部份，都有一個相應的乙太身作為基礎。乙太身不僅負責將物質建構成複雜的整體，還經由不斷修復和重建來維持這個整體。乙太身努力保持人體的健康，並且是在我們有些小病痛時的自癒能力的泉源。這種自我療癒絕非偶然，而是乙太身持續不斷對抗身體死亡和腐敗的結果。

乙太身不是物質實體，所以顯然無法透過檢視物質身體來理解。但是當我們檢視物質身體的形（form），就能觀察到乙太身的表現，而不是看到生命元素本身。若不瞭解乙太身，就無法完全瞭解任何生物機體和疾病，這可以用癌症為例來清楚解釋。

主流醫學認為癌症是細胞的疾病。健康的生物機體是透

過細胞複製來生長，透過各種不同類型的細胞群來發展成不同的器官和組織，其複雜性也增加了。發育完整的生物機體包含很多不同類型的細胞，這些細胞也都與其來源細胞有所差異。癌症腫瘤，通常會到處散佈，即使切除後也有很大的復發機率，而且腫瘤細胞繁殖速度比正常細胞快很多。腫瘤細胞生長時會突破病灶組織的界限，甚至會經由血流移動到全身。病灶組織癌細胞的分化通常會比正常細胞少，這似乎是因為癌症逆轉了自然的分化過程。一般來說，癌細胞的分化越少，惡性作用就會越大。

基於此現象，主流醫學通常會以手術來切除癌細胞，或以輻射，或化學治療來毒殺癌細胞，並希望在療程中盡量減低對正常細胞造成傷害，但很可惜，癌細胞的化學特性和正常細胞差異很小。癌細胞不像細菌，細菌和人體細胞非常不同所以可輕易用抗生素來鎖定、消滅。癌細胞最主要的特性就是繁殖速度比正常細胞快，而化療毒素會攻擊那些分裂速度最快的細胞，所以能夠殺死癌細胞，但卻同時毒殺人體中本來就有快速繁殖的健康細胞，像是骨髓（骨髓繁殖後會形成白血球，是對抗感染的血液成份）。

從人智學的觀點來說，在細胞繁殖和分化成身體各部組織時像是一種模板複製的過程，此過程會受到乙太身的引導，這種成形法則（formative principle）是從受精卵就開始

參與人體的生長發育，所以唯有充分瞭解這過程才可能理解癌症。現在我們可以瞭解，乙太身會將人體的形烙印在細胞中，而癌症的形成是因為乙太身受到局部破壞，這種破壞會使細胞失控地繁殖，最後也傷害生物機體的其他部份。因此，較適當的癌症療法，是應該要協助恢復病灶的成形力量（formative forces），需要強化的力量是與維持組織的形（form）有關的力量，而不是強化細胞活力。這與想要消滅癌細胞的治療方法全然不同。（註1）

　　值得注意的是，有些主流醫學的醫師並未完全接受主流醫學對癌症的觀點，他們提出的觀察和論據都較接近人智醫學的觀點。當1960年代，大衛・史密瑟斯（David Smithers）教授在倫敦大學擔任放射治療教授時，就質疑過主流醫學的觀點。他說，如果研究被分離出來的細胞，例如單細胞生物阿米巴原蟲，就會發現，只要食物供應無虞，牠們就會極快速的繁殖。牠們並不會限制自身的分裂或移動，而且分裂出來的後代，與母細胞非常類似，這代表牠們並未分化成不同種類的細胞，我們可以說牠們保時在原始狀態。史密瑟斯教授指出，癌細胞的行為像這樣，也會快速繁殖、自由移動而且不會分化。因此，我們可以這麼說：從細胞的角度來看，癌細胞也算是行為正常的細胞。

根據這個概念，史密瑟斯想探究的是，為什麼人體的細胞會在胚胎發育時期就出現反常的細胞複製方式，每個子細胞都和母細胞不同，而且繁殖會被限制在某個程度，似乎這樣就能有更多的功能。他認為必定有某些力量在引導，使細胞能以此方式形成特定器官，因此推論，人體和組織器官的形是受「非物質的控制力量」所賦予的，如果沒有這個力量就不會有生命機體存在。（註2）

當主流科學試圖以探討器官或更小的分子來瞭解生命體的同時，這些研究也浮現了一個真相：生命體的任何一小部分都會持續改變，甚至是體內最恆定的骨骼成份也持續在改變。骨骼的礦物質成份是碳酸鈣和磷酸鈣結晶，就連這類堅硬的物質都會透過蝕骨細胞和造骨細胞的作用而持續溶解及再成形。全身都會出現這種重複的變化循環，而唯一的例外就是最堅硬的牙齒琺瑯質。如果標記某個人的每一個細胞、每一個分子，我們就會發現，幾乎每一個細胞或分子在幾年後都會被取代，有些甚至幾小時就改變了。無疑地，生物機體的基本特質並非其物質組成。

最接近生物機體的真實生理圖像並不是機器，而是比較像河流的流動性液體。只要看看河流的整個形態，就會知道在某種程度上是穩定的，至少在幾週的期間內是穩定的。然而，當我們聚焦在河水本身，並把它分析成水滴或分子的時

候，立刻就會發現，這些水滴或分子會順著河流移動，並且不斷被取代，也就是說，河流的成份持續在改變，但是河流的整體形狀保持一樣。再進一步檢視就會發現，決定河流形態的並不是水本身，而是流經的地形。

想從身體不斷改變的物質成分中瞭解人的形（human form），就像以分析水分子來瞭解河流的形一樣徒勞。以河流來說，還可以就地形來解釋；但對於探究人的形的來源，科學就幫不上忙了，因為我們無法以肉體感官來感知乙太身。然而，我們可以試著檢視物質世界的實況，來描繪那些看不見的力量所賦予物質實體的形。

舉例來說，鐵屑在有磁場存在時，會形成一些特殊的圖案。若單看鐵屑，並無法瞭解這些圖案，唯有分析磁場才能明白鐵屑所產生的作用。這有點類似乙太身與物質身之間的關係。但是，乙太力與磁力之間的差別還是很大，乙太力是無法以主流科學的技術來測量或證明的，乙太力是靈性的非物質的力量，但我們還是需要一個方法，可以讓我們可以直接在意識上經驗到乙太領域，如同可以直接體驗到物質世界那樣。

歌德（Johann Wolfgang von Goethe）是十八世紀時的德國作家暨科學家，他曾說：「植物、動物和人體中的生命元

素，都無法透過肉體感官來直接感知。」他認為，真正的植物並不是生命週期中某階段的形態，不只是種子、幼苗、不斷長大的綠色植物、開花的植物、結滿果實的植物，或是枯槁的植物。植物的真實本質應該包含以上全部的過程，是某種看不見的原型使植物的生命以各種不同的物質形式表現。植物的瞬間表現形式可用肉眼看見，但生命的原型則是肉眼看不見的。歌德更進一步指出，儘管生命元素對肉體感官來說是看不見的，但可以靠思維來理解，並且能將思維和論據的力量轉變成感知能力。我們可以強化思維，將思維轉變成另一種感知器官來直接感知生命過程。

魯道夫‧史代納（Rudolf Steiner）就具有這種能力，他可以完全感知物質世界和靈性世界，而且是第一位將其發現以科學方式清晰表達的人。他指出，一般人通常只能覺知物質世界，但每個人都有潛力能開發出延伸到靈性領域的意識。（註3）不只我們的物質形體，連我們的意識層次也都會隨著人類的演化而改變。歷史隨時都在改變，而現在正是可以開始發展靈性意識能力的時機。

史代納證實靈性科學可作為理解靈性領域的一種方法，就如同我們透過主流科學來瞭解物質世界一樣。（註4）他解釋，靈性感知為什麼能和感官覺知一樣清晰，而且還能經由訓練而變得同樣可靠。靈性感知只不過是揭示存在的另一種

層面，就像是拿掉面紗一樣。更確切地說，就像是送給盲人視覺來增添其感知的另一個向度，如同一般意識能直接感知物質身體，乙太領域的意識也讓我們可以直接感知乙太身。就像把物質身體描述成是存在物質世界中已分化物質的總合，乙太身就是構成乙太世界中的乙太特殊結構。

乙太身在胚胎發育時期特別活躍、人的形體就是在這個階段從稱為胎盤的細胞逐漸形成的。乙太身在營養過程中也特別活躍，食物能幫助物質身體生長和不斷更新，乙太身持續建構的特性在植物界的表現最富戲劇性，能夠藉著陽光把水和二氧化碳轉變成醣類，如果沒有這個過程則其他生命機體的物質就無法被創造出來，所以植物的物質體也成為人類和動物生命的基本營養來源。

乙太世界的法則，在很多方面都與物質世界的法則對立。例如，以物理學解釋重力場，是從點朝無窮的圓周放射延伸，但是從某個點向外放射延伸時，其作用會把物體朝中心點拉進。相反的是，乙太世界的特性則是從圓周發出朝向中心點放射，而其作用是從點回到圓周。（註5）在物質世界也可發現乙太力的反向作用，例如植物對抗重力，從土壤中向上朝陽光生長。

因為乙太世界具有這種本質，所以物理學術語只能用

無限空間來描述乙太世界。乙太身起源於這個無邊無界的領域，但是想要用物質身體來思考時就會有受限的情況，這與物質世界的有限特質（finite quality）有關。歌德則把這種有限特質形容為創造潛力的「有限公司」。如果生物機體在「創造資金」中有「有限預算」，在某個作用中花掉了預算時就無法再作他用。他舉了一個實際觀察的例子：某些動物有角或茸角，而有些則有大型的犬齒。他認為，動物只能長出其中一種，不可能同時兩種都有。這並不完全正確。如圖2所示，很多動物同時有這兩種特徵。但是仔細研究之後又會發現，茸角越大，則犬齒越小，反之亦然，二者呈消長關係。

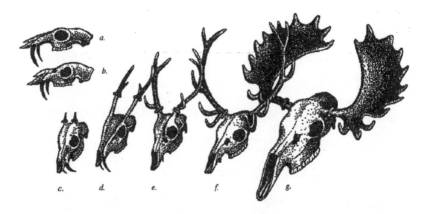

圖2　a）麝香鹿　b）中國獐鹿　c）毛冠鹿　d）麂　e）豚鹿　f）紅鹿　g）駝鹿雄性動物犬齒和茸角的相對尺寸。圖解轉載自沃夫岡‧夏德（Wolfgang Schad）所編之人與哺乳類（Man and Mammals）。

這就證實了歌德對於犬齒和茸角的假設大致正確，不過事實是比他認為的更細膩。這種稱為生物代償的現象，是在育種動物時的常見的問題。通常，若動物因為經過人類育種而產生某種特質，其他特質就會消失，例如，經過證實，育種的乳牛其產奶量提高，但抵抗力卻下降而較容易生病，因此必須更頻繁地使用抗生素。

生物代償原理也適用於單一生物機體的不同部份，包括人體。只要看看高度發展的前腦部，也就是與思考有關的兩個大型的腦半球，就可以瞭解這是生理進化的實例，然而檢視身體其他部份時卻發現遲緩化的證據。從胚胎學和進化的觀點來說，人類的四肢（尤其是手臂和手部）的結構都相當原始，幾乎是停留在胚胎早期的階段。將人類的手臂和手部，與馬或狗的前肢作比較，就可以發現馬和狗在胚胎早期就有四肢且有五個向外延伸的附肢，這相當於人類手部和手指的骨骼。馬的中趾更進化，與骨骼融合成小腿和蹄。而狗的小腿相當於人類手掌的骨骼，而犬爪則是相當於人類手指骨骼中的四套進化而成五套。如果暫且忽略人類手部的功能價值，純粹就結構來考量，人的手其實比蹄和爪更原始，因為蹄和爪在胚胎早期就進一步特化了。就形態學（研究器官的形態）來說，人類有高度進化的神經系統（特別是腦部），所產生的代償作用就是四肢進化遲緩。

從上述說明就可清楚地看見人類手部的結構確實相當原始，但是與蹄或爪相比，人類的手可以執行的功能卻是是多得多。蹄或爪在結構上有高度發展也更特化，所以功能就無法多樣化。同理，土撥鼠的前臂進化成可以當鏟子用，但是這種特化反而使牠失去其他功能，像是快速奔跑等。

而當我們比較同一種生物的不同部份時，可以明顯發現，結構的特化不僅會造成其他功能的消失，也會導致再生能力的喪失。將神經系統的細胞，與肝臟等代謝器官的細胞相較，就可以證實神經細胞結構的高度發展，具有高達百萬個樹突（和其他神經細胞連結的細胞分枝）和一個軸突（或神經纖維），長度甚至可達一公尺以上。相對來說，肝臟細胞是比較不具結構性的多面體，其形狀是得自其他肝臟細胞的壓力而來的，而肝臟本身的形狀則是由周圍器官的塑造而成的。從功能上而言，神經細胞經過高度特化用來傳導和接收衝動，這些都是人類和動物的知覺的基礎。但這也相對地讓神經細胞無法繁殖並缺乏適應能力，例如它較無法適應葡萄糖或氧濃度的改變，容易受到損傷或毒殺。而肝臟細胞恰好相反，它能進行極大量的生化轉換，可以大量繁殖，並且對毒性物質、低濃度葡萄糖和低氧量的抗力強。即使肝臟被切除一大部分，其強大的繁殖力還可以使肝臟組織再長出來，這與再生能力有限的腦部及神經系相反。

乙太身可以視為成形的力量，不但可以建構身體，並能提供豐富但有限的創造潛力。在新陳代謝和營養器官之類特化較少的組織中，就仍保有供作生長和再生所需的創造潛力；而在神經系統等高度特化的組織中，達到某種程度的成熟後，生長和再生的能力就很有限，而且根據生物代償作用的原理，此時乙太力量就被釋出做為其他用途，即轉變成思維的力量和心智能量，以被更高層次的意識運用，接著就會和心魂元素產生關聯，而不是生命元素。

　　在很多方面，乙太領域的特質是與易崩解失序的物質世界相反。乙太法則一旦進入物質世界，就會為混亂失序帶來新的秩序和形。在死亡的物質領域去理解物體的組成部分是有意義的，而當乙太身賦予植物、動物、人有了生命之時，就應該去瞭解生物體各部分與整體的關連。

3. 心魂（The soul）

　　人和動物除了有物質身體和乙太身之外，也對物質世界有意識（consciousness），並具有本能驅動的內在經驗。這些特質都是從心魂元素而來，或稱為星辰身（astral body），並透過乙太身的運作來發揮其對物質體形塑發展的影響力，這使體內器官形成腔室，並且使人的其他生理特性與動植物有所區別。這些生理差異可能顯而易見，但是心魂元素最突出的特質——意識，就比較難領會。當我們的物質身體受傷害時，我們可以透過對物質世界的意識來感覺到疼痛；當我們內心受傷時也會感覺到痛苦，但這些內心受傷的痛苦與物質體的疼痛不同的是，內心的痛苦並沒有跟物質身體的特定部位相關連，但是我們確實會感覺到很苦澀，有時候甚至比物質體的傷口疼痛更難忍受。

　　當人智學醫師想要瞭解某個疾病和決定治療方式時，除了會探討身體症狀，同時也會嚴肅看待心魂元素，及其對物質身體和乙太身的影響。相反的，儘管心理醫師和精神科醫師都已研究證實，情緒在很多疾病發生的過程中扮演微妙的角色，但主流醫學還是會常忽略它的重要性，而只著重在物質身體方面。因此，當代醫師應該要能理解心魂元素，或者在治療時將心魂元素列入考量。人智醫學對於星辰身與物質

身體的關係提供了細緻的圖像，而這對於瞭解心魂元素在物質身體疾病的因果關係及相關療法而言極其重要。

自身所體驗到的原始想法和感覺，是其他人無法直接感知的，這使得心魂元素的研究工作相形困難。為了要克服這方面的問題，除了人智學角度以外，在精神病學和心理學領域也出現一些不同的方法。精神病學所採取的生物物理學方法，算是最接近主流的生理醫學，目的是想要從物質身體的生物化學找出情緒問題的成因，特別是從腦部和神經系統著手。由此產生了各種療法，包括電痙攣療法，以及使用抗抑鬱劑和鎮定劑等藥物。

而行為學派，則是試圖找出造成動物和人的行為的外界刺激。該學派透過廣泛的動物試驗，發展出一些有關學習的理論，並用來解釋和修正人的行為。行為療法對輕微強迫症和輕微憂鬱的患者都有效。反之，佛洛依德學派的方法則以本能和無意識為基礎，一般認為這種治療法有著生物學基礎，實際上卻單獨以精神現象來治療。這種方法產生了精神分析療法，治療師解讀患者的行為並協助患者瞭解他們行為背後的意義。

第四種方法，社會精神病學，則是強調社會環境對心魂的作用，並探討社會問題導致精神疾病的成因。最後還有存

在主義，或稱現象學方法，則是分析患者的經驗、性格以及他們對世界的理解。他們通常會視患者為可以持續發展並更趨成熟的個體，而「自我實現」這個詞，就是用來形容他們如何確定患者的性格，而不只是物質和社會環境中或無意識驅動的結果。各方一直努力要整合這幾種方法，以便能瞭解人的精神心理。精神科醫師視特定患者的狀況，隨時選用他們所認為最有效的方法。

人智醫學體認到，上述方法都有些許效果，但更在意單獨使用時可能產生的危險性，因為上述每種方法都只是全貌的一部份。因為心魂元素是人的非物質部份，所以不能被化約成物質身體中的化學或生物過程。本能對心魂的影響很大，其根本是來自於無意識的物質身體和乙太身，本能也會受到較高層次的靈性元素所影響而產生出想要努力瞭解世界，以及尋找並達成身體需求以外的生命目標。人智醫學把生命視為心魂和靈性發展的過程，像情緒問題之類的心魂危機，可以視為是一個人內在發展的關鍵階段。

心魂是意識形成之處，也是感覺和思維的居所。同時也是感官印象的所在，例如視覺、聽覺、嗅覺、觸覺、味覺、平衡覺，和溫度覺等經驗。身體的感覺器官讓我們得以感知物質世界，但那只是向心魂揭示物質實象的一扇扇窗口，例如，我們把眼睛視為以相機原理來感知視覺印象的工具，但

是，把光在視網膜上進行的模式來與相機製造像片做比較，就沒有意義了。

當代科學把腦部視為這種意識能力的中心，很自然地，所有與感覺器官有關的電化學訊號都會向腦部傳導。但就像眼睛只具視覺的感知器官一樣，腦也只不過是感知意識經驗的生理物質，他們都由高度組織和嚴謹安排的細胞所構成的器官，但器官與細胞其本身都不具有意識。腦部和感覺器官都是心魂的工具，若缺少了心魂，生命就無法存在於物質世界。

物質身、乙太身和星辰身之間的存在著微妙的平衡，當這種平衡遭受破壞，就會造成疾病，而人智學醫師的診斷就是要找出問題的根源。只憑身體所表現的症狀是無法找出問題的，因為身體的症狀經常是因為心魂動亂及星辰身的作用來影響乙太身和物質身所致。

主流醫學已經探討出疾病的成因是身體和心理互為因果，早在四〇和五〇年代，有些疾病就被認為是心理因素造成的，幾乎全都與物質身體的結構變化有關。後來醫學上把這些心理因素造成的疾病稱為身心症，包括胃及十二指腸潰瘍、潰瘍性大腸炎、氣喘、類風濕性關節炎、甲狀腺毒症（甲狀腺機能亢進）、高血壓和濕疹。從那之後，大家更明

白多數的疾病不是只有單一成因，而是綜合許多因素所造成的。除了心理因素之外，還包括遺傳體質、營養狀況、免疫力降低，以及接觸某些特定的病毒或細菌等等，都可能致病。主流醫學目前公認，心理因素在有關結構變化的疾病（例如，心臟病發作、感染、糖尿病和癌症等）和功能病變（偏頭痛、消化不良、腸躁症候群、坐骨神經痛、落枕和下背痛等）方面，都扮演了重要角色。

深入探討過精神心理對疾病的影響後，要接著解釋二種主要的心理類型。A型人格的人容易罹患心臟疾病，他們好勝心強，經常會感覺壓力沉重而且不容易放鬆，他們心臟病發作致死的風險會比B型性格的人高二倍。B型性格的人心境上比較容易放鬆且容易相處，但也是很有成就。對於心臟病好發的更多研究，認為性格只是造成心臟病發作的許多因素之一。其他還包括吸菸、體重過重、遺傳和高血壓，都有致病可能。另有研究證實，無法表達憤怒的女性其五十歲以前罹患乳癌的可能性會增加，而男性則會增加罹患肺癌的可能性。另外，研究也證實，罹患癌症的患者中，表現出絕望的患者其預後會比鬥志高昂的人較差。

糖尿病也與另一種心理因素有關聯。儘管醫學界很早就知道以胰島素治療糖尿病，卻很難控制情緒波動時的病情，

但直到最近才發現，心理壓力會增加身體對胰島素的需求。在發現這事實前，醫界一直認為是患者情緒緊張時不夠留意飲食和治療，才使血糖不穩定。而且發現，情緒創傷會觸發糖尿病發作，特別是在喪失親友、失落和孤單的時候，即使可能還合併其他因素。

由於主流醫學已承認，心理態度和情緒危機是誘發眾多疾病的重要因素，因此努力想要瞭解其中的關係。對一個相同的問題，每個人都會產生不同反應，所以在設法治療這些成因之前，必須先瞭解心理因素如何對疾病產生作用。主流醫學已發現，神經系統的一些過程，會透過連接腦下部的腦下垂體來影響荷爾蒙的調節。另外，已知神經系統的分枝也會延伸到胸腺和脾臟，這二個器官會生成某些類型的白血球，也就是淋巴球。還有，已知神經系統會連結到腎上腺，進而使神經衝動增加腎上腺素和皮質類固醇的分泌，這二種賀爾蒙的濃度都會在經歷嚴重情緒壓力時大量增加。

主流醫學普遍認為，想要找到精神心理如何改變身體的免疫系統的答案，應該要更深入瞭解中樞神經系統與身體其他部位有何關連。儘管這些研究結果蠻有趣的，但這個概念是假設思維與感覺存在於腦部或神經系統中，而不是由非物質的心魂經驗而來（心魂以腦-神經做為工具來感知經驗）。

果然不出所料，這個研究在開發新療法方面的成果相當有限。反觀人智醫學，則清楚地說明心魂如何作用於健康的物質身體和乙太身，以及如何影響物質體和乙太身形成疾病。並提供治療方法直接對星辰身產生作用，治療疾病的真正成因，而非只著重於緩解症狀。

之前已經說明了，乙太身最主要的功能是建構物質身體並持續保持健康。而星辰身，就某種意義上來說則有相反的作用，星辰身對物質身體具有分解破壞作用，總是有使疾病發生的傾向。這種相反的作用是因為，乙太身雖然是生命的根本，但星辰身卻是意識的居所，而想在物質世界中產生意識，其代價就是要分解或燃燒物質實體。

星辰身的破壞作用其中一種面向就是產生意識，這過程總是伴隨著在神經系統中的葡萄醣分解，這只有在加入氧的時候才可能發生，就像是火焰的燃燒一樣。雖然體內的所有細胞都會有這種燃燒過程，但腦部和神經系統是最敏感的，因此必須透過血液不斷供應葡萄糖和氧給腦神經。我們知道，如果對人類腦部停止這個供應，幾分鐘內就會出現腦死，但是四肢組織進行肌肉活動時會燃燒葡萄糖，所以停止供應時也還可以存活長達一小時。在健康的身體中，星辰身所產生的破壞過程，可以被乙太身所運行的血液療癒作用所平衡。只要這二種對立的影響力顯著失衡時就會生病。

但是星辰身除了分解破壞作用之外，也能與乙太身的成形力（forming forces）和諧運作。特別是在胚胎發育時期，星辰身賦予人類的形貌以便做為乙太身建構身體及成長的模式，然而，連這個過程都包含對立活動，例如，乙太過程產生了實體組織，長出了如同「芽」般的手，接著某個星辰過程就會產生消化酵素來分解或「消化」組織，來形成手指之間的空間。我們的手，就是透過創造力和破壞力的交互作用，並經由組織的生長和消化來形塑。

同樣的，食物的消化和吸收過程中也是由星辰身和乙太身共同運作的，但運作的方向相反。身體在消化食物時，胃會分泌消化酵素和胃酸將食物分解成可被處理的成份。在食物都被充分破壞分解後，乙太身就利用這些成份來維持物質身體的再生。如果缺少保護措施，強力的胃酸和消化酵素就會將胃的內層分解，胃的內層會分泌濃稠的黏液將胃壁細胞緊密地結合在一起，以避免胃液穿透。這些細胞會不斷更新，以確保能控制胃酸和酵素的破壞力。

如果失去這種平衡，不論是因為胃酸過多或黏液保護不夠，都會使胃的內壁被消化掉，進而出現破洞或是潰瘍。烹飪的香味或想到美食，都會增加胃酸分泌；恐懼或憤怒的感覺也會刺激胃酸分泌，這些因為心理變化所產生的生理反應，主流醫學也都知道。醫師都瞭解，很多胃潰瘍的患者都

是因長期處於壓力之下，並經常伴隨著挫折沮喪，卻都缺乏表達感覺的方法，這樣的情況會導致胃酸和酵素的慢性過量。人智學醫師會把這樣的情況視為由星辰身產生的破壞性消化作用，持續壓制乙太身的修復過程而產生的結果。當然，還有其他情況會造成胃潰瘍，像飲酒過量也會傷害胃的內壁，還有抽菸會干擾胃壁的血液供應而損傷修復過程。

在生命建構過程與產生意識的分解破壞過程之間的二極性是同時在進行的，與第2章所提到的特化和生命力之間的平衡是一致的。意識能力與腦部、神經系統，以及感覺器官都有關，這些感官集中在頭部和上半身。因為這類器官的複雜性和特化性，使得它們較缺乏生命力，也就是因為細胞無法再生，所以對於不良環境的耐受度較低。下半身則包括生殖、營養，和再生的器官，相較之下，肝臟或胃內壁細胞構造較簡單，所以能以驚人的多功能性和生命力來代償。

為了要維持破壞作用與再生作用之間的平衡，就需要有意識和無意識的時間交替，換句話說，也就是醒和睡的交替。我們都知道，睡眠對於消除日間的疲勞並恢復體力是必要的，而且有利於生病期間的療癒。當我們睡著時，星辰身會從我們的物質身體和乙太身抽離，以便再生過程不受妨礙。在生命的不同階段，這平衡過程會有所不同，例如，在人類成長最快速的嬰兒時期需要最大量的睡眠，此時乙太過

程佔了優勢，具有極佳的療癒能力。老年時期則因為成長已停止許久，療癒力就會降低，而睡眠的時間也會縮短許多。

如果每天的意識活動與恢復體力的節奏受到擾亂，這種失衡就會以病變的形式呈現，而失衡一旦變成常態，就會引發慢性病痛。焦慮和恐懼會造成過度的腸蠕動，眾所周知，焦慮可能會導致腹瀉，常見於參加考試或公開表演的人。焦慮和恐懼也會造成脈搏、呼吸速率和血壓的上升，還有增加肌肉的張力，並使胃部產生更多胃酸，如果患者因為長期壓力而造成慢性焦慮，腹瀉就會變成固定的症狀。有些患者可能主訴出現心悸、心跳過速。而其他患者可能因為持續換氣過度而出現四肢刺痛感，這種換氣過度的現象會降低血中二氧化碳濃度，並引起針刺感。

如果焦慮持續存在，腹瀉就會變成固定的症狀，或偶爾與便秘交替發作，並伴有腹部痙攣和脹氣，腸子似乎是在過動和不蠕動之間擺盪（大腸激躁症）。而當肌肉張力增加變成常態時，就會造成疼痛痙攣，例如頸部痠痛，若再勉強舉起重物時就會引發腰痛或坐骨神經痛。

這些例子中，短暫的疼痛過程乃因強烈的心魂印像開始持續干擾某個器官所引起，即星辰身的活動太強烈，比正常的狀況更深入地穿透某個器官。在上述這些例子中，物質身體尚未出現結構變化，消化不良還沒演變成潰瘍，腹瀉也還

沒變成大腸炎，但有很多疾病其結構變化都是因為同一個過程持續加劇所造成的。心絞痛是因缺氧而引起的暫時性心肌損傷，若這損傷持續發生就可能發作心臟病；潰瘍性大腸炎會引起經常腹瀉，這種腸內壁慢性發炎會引起疼痛或不適，大便帶血或夾有黏液。

在物質世界中經常傾於失序或混亂，唯有乙太身介入才能逆轉，讓混亂重歸秩序。星辰身則會把生命元素所創造的物質發展帶到更高的層次，並讓物質身體能有更好的分化和特化。我們可以將某些疾病的產生，看成是某個部位的較高層次的秩序受到破壞，使得某部分物質身體的重建傾向於退化。這類疾病通常與物質的結晶有關，而這些物質本來正常狀態應該是流動的或呈液態，例如，膽結石和腎結石的形成。結晶過程若表現在骨骼的鈣化就是健康的，但脂肪若堆積在動脈（動脈粥狀化），則會隨著年齡增長而造成動脈硬化（動脈粥狀硬化），這會導致血液循環不良，用力時肌肉會抽筋疼痛，假以時日，就會引發中風、衰老、心絞痛或心臟病發作。

當水腫發生時，踝部和小腿積水造成腫脹，這是物質法則支配生命過程的另一個例子。在物質世界中，因重力的影響，水會聚積在流動的最低點。但是在人體內，因為乙太力對抗重力的作用，所以體內保持不斷循環的狀態。一旦生命

過程受到破壞，體內的水就會像在外在物質世界一樣往低處流而造成水腫。當星辰身過度活躍而導致乙太過程破壞時，就需要有適當的治療方式來強化這些乙太力量，並把過強的星辰力量帶回到平衡狀態。

當我們想要比較乙太身的合成建構力與星辰身的分解破壞力之間的反差時，就可以從比較動物生命與植物生命來瞭解。植物具有物質身體，而且因為是活的生命體所以也有乙太身；動物有物質身體和乙太身，而且因為是有意識的生物，所以也有星辰身。兩相比較之下，可以清楚發現，增加了星辰身之後的功能差異為何。

植物擁有特殊的生命力，也就是植物的生命元素中並沒有對立的意識過程，這一點可以從它們能把無機物轉變成生命物質來證實。這件事動物就辦不到，動物只能以攝食植物或是獵食動物（這種動物還是要攝食植物）來生活。通常植物會攝取二氧化碳來構成碳水化合物，這是動物生命的基礎食物。反之，動物則會利用氧來燃燒碳水化合物，並排出二氧化碳。（註1）

之前已說明過，人類的手在胚胎發育階段透過組織的消長作用而成形，如果把這種過程與植物形成手狀或掌狀葉子的方式比較，就可以再次證實植物並沒有星辰身。植物的

手指形狀的葉子是因為組織生長的速度不同所形成的，細胞分裂較快的部位會形成伸展的部分，二個伸展部分之間的空隙則是生長較慢的細胞所形成的。而在動物及人類胚胎發育的連續階段，是需要分解破壞較早期結構以便可以建構新結構；植物則缺少這種削去組織的發育能力，而只能靠稱為「正向」生長力來增加組織，但成長過程中，葉子的形態還是會改變，例如，早期的葉子（子葉）和後來所展開的葉子有截然不同的結構，但原先的子葉並不會消失而仍然可以在新葉子的下方或旁邊看到。如果人類的發育也像這樣，那麼成人手臂下就會有著嬰兒時期的手臂！

植物無法削去舊的生長組織還有另一個實例，可以在較高等的、一兩年以上的木質植物中發現。木材是已枯死的運輸組織，植物每年不斷生長，樹幹累積組織，層層增厚，因此鋸開樹幹後就可以看到年輪，在此，樹皮的形成方式也類似這樣，枯死的物質沉積在活組織的外側。

而在動物界，心魂發展的範圍很大。如果不具有感知心魂領域的更高層次能力，就無法感知動物的內在生命，但是，貓或狗的覺知力比一隻蟲高出許多，是我們很容易可以看出來的。觀察脊椎動物和哺乳動物更複雜的神經系統也有助於理解，然而，高等動物不只是神經系統變得更複雜，另外還有呼吸系統，及血液或體液的循環系統也是高度發展

的。這些系統的主要作用之一，就是把氧氣運送到體內所有組織，並排出二氧化碳。這些高度複雜的發展，是為了讓細胞中醣類燃燒（細胞呼吸作用）的速率較快。概括來說，心魂發展層次越高，體內醣類的燃燒速率越快。哺乳類和鳥類的代謝率最高，是為了在任何環境下都能維持體內恆溫，即溫血動物，這使得哺乳類和鳥類的肌肉，不論外界溫度如何，都能產生快速又有力的動作；而冷血動物則要視天氣溫暖與否而定。

發展層次較高的心靈，除了有較高的代謝率之外，也會產生較多的食物需求，並發展出相應較為複雜的消化作用來處理食物。每種動物的胃腸道的複雜程度不一，從海葵的燒杯狀且只有一個開口來提供進出的簡單消化系統，到某些蟲體兩端都有開口的管狀消化系統，而到哺乳類更精密的消化作用。在動物領域中只要出現分解破壞過程，就表示牽涉到心魂（soul）。一般來說，當動物的物質身體運用營養的效能越高，則知覺和反應能力的層次也就越高。

就像單一器官中存在著特化性與生命力的逆向關係（參閱第2章的生物代償法則），動物的覺知增加和生命力降低之間存在著條件交換，這種情況也可在療癒和再生力量中看到。哺乳動物的肢體受傷時會有癒合能力，但切除其肢體或尾部則無法再生。然而冷血動物，如蜥蜴，因為代謝率比較

慢所以尾部斷了還可以再生；更低階的蟲，甚至只剩半個身體也能再生；比此更甚的是扁蟲或渦蟲，即使從中切斷其身體，竟能再長成兩個完整的生物體！植物的再生能力，又比動物還更發人深省。我們可以發現，心魂進化程度越低的動物，其生長和修復的特質就變得越像植物。

在神經系統中也能以化學方式追蹤到心魂的覺知作用。近三十年來的大量資訊已經證實，神經傳導物質是由某個神經細胞所釋出的，在釋出的同時也會影響到其他細胞。這些傳導物質主要是胺類，胺類來自於胺基酸，胺基酸組成是蛋白質的成份。其中有一種主要的胺類叫做「正腎上腺素」，其作用類似於腎上腺素荷爾蒙，腎上腺被神經刺激後便會釋出腎上腺素至血液中。腎上腺素和正腎上腺素都會提高警覺性和覺知能力，此時脈搏和代謝率都會升高，肝醣（儲存葡萄糖的一種形態）會被分解，血糖濃度上升，使細胞燃燒更多葡萄糖來產生更多能量。

這個過程除了能產生更高的覺知之外，還會增加身體的分解代謝速率，也就是破壞物質的速率。這種能促進分解作用的胺類，稱為兒茶酚胺（Catecholamine），大多數抗抑鬱劑就是間接增加神經系統中兒茶酚胺的濃度。安非他命（Amphetamines），俗稱速度（Speed），其化學結構與兒茶酚胺很類似，它具有極為強力的喚醒作用而造成星辰身過

度活躍並加速思考，還會產生快感，但卻具有誘發狂躁和上癮的危險性，而且因為新陳代謝速度增加所以會使體重減輕，對於兒童則造成發育遲緩。

碳水化合物（醣類和澱粉）、油和脂肪，以及蛋白質，是三種主要的生物物質，同時也是三種主要的食物。這三種物質在植物和動物中都存在，但是，動物性物質（肉類）中的蛋白質含量特別豐富，而植物性物質（蔬菜和水果）則通常是碳水化合物的含量較多。值得留意的是，動物的覺知和肉類中的蛋白質都相對比較高，因此蛋白質組成分（胺基酸）的化學特性與促進醒覺的兒茶酚胺有極密切的關係。

有另一種與胺基酸關係很密切的胺類就是組織胺（histamine），組織胺一方面與釋放胃酸及消化酵素進入胃部有關，另一方面也與發炎反應有關。在前者，它能扮演分解食物的角色，使食物能被身體安全吸收；而後者，能動員發炎反應來對抗細菌和其他外來物質的入侵，這是很重要的生命任務。發炎反應能經由促進免疫系統來活化吞噬細胞，吞噬細胞能「吞食」外來的生物體並在其周圍分泌消化酵素來摧毀它。

人與動物的星辰身能透過乙太身作用而產生特定的物質形體。在胚胎發育階段，星辰身會帶入折疊過程（folding

process），使器官內化形成腔室，並脫離植物器官典型的二維生長方式。這些摺疊過程能在原本平面的胎盤中，引進神經和消化系統。

神經和消化系統的發展說明了星辰身的基本特質，一方面得以對外在世界有意識且經驗到內在的感覺與驅力；另一方面，它也像消化酵素所代表的各種作用一樣，能促進體內分解作用。

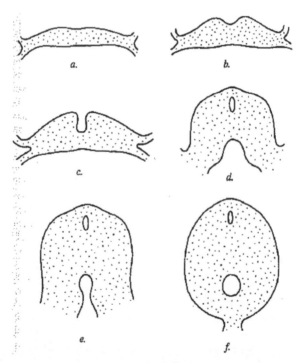

圖3. 胚胎的切面圖顯示中樞神經系統的早期發育，以及後來在懷孕後第（a）17天 （b）19天 （c）20天 （d）21天 （e）26天 （f）28天的消化道。

4. 靈性（The spirit）

　　人和動物都因為具有星辰身而能覺知物質世界，並能感受快樂和痛苦。然而，人還有另一種層次的意識是動物所沒有的，那就是自我意識（self-consciousness）。人能覺知自己是獨立的存在體，而且能透過這種意識使自己有別於其他人，並對他人造成影響。人會考慮到世界，就代表已經超越動物對事件的本能反應。思維能力使人深思熟慮，當我們知道可能採取其他方式會比較理想，就能克制自己的本能。動物會因為外在環境的影響而採取行動或做出反應，但人則能在內心產生各種行動及其後果的想像，進而影響決定。

　　人智醫學將意識的這種特殊面向形容為人的第四元素活動，也就是靈性（spirit），或者稱為吾（ego）。這是人的內在核心，思維和情感不斷在這自我本體周圍來回往返。吾（ego）對物質身有雙重作用，會在分解破壞過程中與星辰身一同運作，而且也會在營養的建構過程中與乙太身共同產生作用；能參與思維，並對物質身產生破壞，特別是對於神經系統；也和意志，以及透過動作來表達決斷力有關，例如，能夠直立站著並以雙腿行走就是人的一種特徵。

　　吾（ego）也能貯存某個小時、某天，或某年的連貫性

和長久性的記憶。唯有人，才能擁有真實的記憶。我們醒來時，記得前一天所發生的事，以及知道在新的一天中要做的事；我們會記得自己是誰和住在哪裡，自我本體感就是靠這些記憶的概念來維持。然而，動物的經驗隨著時間不斷改變，並不會保留在心中。外在環境會觸發動物對類似情況的某種記憶，但牠們無法回想當前周遭環境沒有反映出來的事件。而人則不論外在環境如何，都能隨心所欲回想過去的事件。

人類會為自己著想的能力，可以使其在某個程度上避免出現本能行為。也就是因為吾（ego）的作用而使人類有了自由。只有人類可以在本能行為和更高層次的動機之間做選擇，例如追求快樂與迴避痛苦的本能，或關心別人福祉等高層次的動機。當然，這種選擇的能力也代表我們要對決定的後果負起責任。因此，吾（ego）不但讓人類有為自己著想的能力，還可以使人類把自己本能的力量轉化為更高層的能力。

有些心理學流派認為自由是人的特質。他們普遍認為，兒童時期的環境對人具有強烈影響，而理所當然地認為透過年輕時期所學習的覺知經驗就可以修正行為。因此，以有意識的自我發展為基礎的心理學，就意味著人類擁有自由。

有些人甚至更進一步提出靈性（spirit）的概念。例如存在主義學者維克多·弗蘭克（Viktor Frankl）就把靈性稱為人的一部份，而使人能追求並感知真理及意義。他指出，心魂可能會因為嚴重抑鬱等神經官能症而生病，但靈性還是能感知某種情況和理解真理。他曾舉例，有些病人因為疾病而行動不便甚至知道自己已不久於人世，還是會利用生命中的最後幾天來幫助其他病人，有些是直接幫助他人，另外一些則是透過他們忍受苦痛的經驗來影響他人。

弗蘭克認為，醫師的角色不僅是照顧病人的身體和心魂，還包括幫助病人找出目前正在經歷的過程中對他們有意義的事。他曾引用歌德的格言，並建議以這句話作為精神治療的座右銘：「如果我們接受他現在的狀況，這只會使他的狀況更糟。如果我們以他應有的樣貌來對待他，就能幫助他成為應有的樣貌。」

反觀其他的思想學派，有些是探討人的獸性行為如何否定自由的存在。舉例來說，德斯蒙德 莫里斯（Desmond Morris）在其《裸猿》（The Naked Ape）一書中，他指出人類看似對別人有利的行為，只不過是詭譎精緻的本能驅力罷了，例如像存活和性行為等。如果把人類所有的行為都視為由這類驅力而來，那就是把人簡化到動物層次，並且否定了自由和靈性。

　　人智醫學把真正的自由視為應該達成的目標，而不是一種完全進化而來或被賦予的特權。吾（ego），或者說靈性（spirit）的作用，就是個體發展過程的轉化動力。靈性（spirit）在生前死後都會存在，並且能讓人擺脫經驗值、習慣和本能的束縛，而以自由又有意識的行動取代。這種個體發展過程並不僅侷限於一生的壽命中。眾所周知，物質身持續傾向於衰敗，所以需要乙太身來維持生命。當一個人死亡的時候，靈性（spirit）會保存這個人在此生中的發展進程，並且會在靈性世界中保持活躍為下一個入世過程做準備。（註1）

　　透過思想和行動，我們可以不斷形塑世界的未來。我們的所作所為對周遭所產生的影響也許顯而易見，但我們卻要花很長的時間才能認識這些後果。舉例來說，人類直到最近才恍然大悟我們的生活方式對世界造成廣泛的影響，已達到令人難以置信的程度，特別像是污染的問題。每個人對自己所作所為應該負起的責任，都是由靈性（spirit）來承擔，而且至死未休，它對未來的生命所造成的影響，可以借用東方古老的教導「業力」（karma）來解釋。對未來生命而言，「業力」讓我們有機會發展出一直欠缺的某些能力，並且彌補我們加諸世界的危害。然而，除非我們進行內在鍛鍊過程，來開展更高層次的覺察能力，否則我們通常都對自己的

業力一無所知。如果早知道業力如何進行，我們就會失去自由，因為責任是如此沉重，以至於我們必須跟隨一連串命中註定的行動。

「業力」的概念並不是一種果報，也不是因為良好和惡劣的行為，受到更高權威獎賞和處罰的觀念。本書已經簡化了對業力的說明，但從日常生活的實例中，還是可以明白責任和自主權是形影相隨的，這並不需要求諸靈性世界的確認。一般說來，兒童對自己行為後果的覺知較為不足，因此經常會有自私的行為，而且對結果也不負責任。然而隨著年紀增長，更趨成熟，他們可以透過經驗學習到自己的行為對別人所造成的影響，而變得比較有利他傾向。

當我們準備入世時，業力會影響我們在何時、何處、由誰生出，以及將來生活的環境等。它會形塑我們的體質和個體性，並會給予生命中的難題，這雖然會讓我們感到傷痛，但卻也能促進成長。當我們對發展過程中的業力因素有所覺知時，就有機會看見在生命中的重大事件所隱含的意義，例如生病，可以知道生病不只是運氣不好的意外事件，而是一個挑戰，是促進個人成長的機會。當然，這種觀點與當代的觀點非常不同，當代的觀點是把人視為進化的動物，而且生命從受孕開始至死就結束了。因此二種觀點會產生截然不同的治療方式。

就人智學醫師的觀點而言，第一步就是要覺知到某個疾病對患者可能有某些重大意義。醫師透過和患者討論會有助於發現其中的意義，這些意義可能很普通，也可能非常深奧。比較普通的例子，像是短時間內反覆發生流感或是類流感等疾病的經驗，這樣的疾病對二、三十歲的患者來說，可能不算嚴重，也許是因為工作過度、精疲力竭，生活形態不健康而引起，此時他們可能會下定決心開始調整自己的生活方式，並重建身心的健康平衡。以下舉一些比較深奧的例子，是來自於英國一家愛特伍人智醫學中心（Park Attwood）的病案。（註2）

有一個案例是一位很注重運動並保持體型健美的人，他一直認為自己保養得宜，卻被告知罹患了失能性關節炎。罹病迫使他必須重新檢視他的價值觀和生活的優先順序。當這位患者最後找到了新的生活重心。但一個人被迫要調整舊有的生活方式進入新的生命道路時，亟需支持的力量，否則可能會造成很深的創傷。

還有一位約三十五歲的女性，她全心全意地做一個理想的妻子和母親。有一天，她覺得似乎再也無法達到自己期望的標準，而這些標準來自於她以為是別人對她的期待。因而產生嚴重的憂鬱和焦慮情況，甚至完全無法料理家務，這讓她更加確信自己無法持家的感覺，這種惡性循環，更加劇了

她的憂鬱和焦慮。處於這個危機時刻，他需要很多支持。過了一陣子以後，她先接受人智學藥物和傳統鎮靜劑治療，再以人智學護理和藝術治療來協助。當她放下對自己的期待之後，情況就有了轉折，她開始慢慢感覺到應該接受原本的自己，而不是以某些標準來衡量自己。這讓她覺得應該將自己的意志付諸行動，而不是老是想著別人對自己的看法。當患者有這種認知時，療癒也就垂手可得了。幾個月後，她已經能恢復和家人一起生活，並且感到更滿足，因為她更真實的對待自己。後來她說，經歷這些病痛而轉化她舊有的生活，是非常值得的。

另一個例子，是一位五十二歲的男性突然罹患嚴重的濕疹。他到家醫科就診，醫師用強效的類固醇藥物治療，但效果不彰，病情並未緩解。患者是專業的空手道教練，熱愛武術，性格相當外向、強悍，經常以拳頭來解決爭端。他在門診接受人智醫學藥物的治療並未得到明顯改善，所以轉診到人智醫學中心愛特伍德診所住院治療。剛開始時他對別人的態度很挑釁，而且對同院的其他憂鬱症患者完全沒有同情心，還說他根本無法想像憂鬱是什麼。他明白地說，表達自己的情感就會少了男子氣概，他做不到，還說他發現整個治療中心的氣氛出奇的詳和，顯得很不真實，而且他很不屑餐前感恩禱告的習慣。儘管他曾抗議住院是浪費時間，但他還

是先進行繪畫治療和優律思美（eurythmy參閱第7章），並接受人智學藥物和塗敷濕疹藥膏等治療。

中心提供了很好的社交氛圍，並讓他能隨時和員工或助理講話。在這樣良好的環境生活一陣子後，他的態度比較緩和了。後來有一天，他和一位護士聊天，在交談中，他講到自己在韓戰的經驗時，忽然爆哭。他不曾跟任何人講過這些話，沒想到竟然在這位護士面前哭了起來，這顯然觸犯了他表達情感的禁忌。他曾經目睹戰爭的極端殘酷和痛苦，並被汽油彈嚴重灼傷。他以前不曾罹患濕疹，而目前發濕疹的部位，卻正好就是三十四年前被灼傷過的部位。後來在治療過程中又浮現了他幼年曾遭遇情感剝奪的經歷，使得他發展出逞兇鬥狠的補償行為。他這種昔日無法處理的青少年行為方式，似乎在參與戰爭的過程中已定型而留存到現在。

他曾在中心上過一堂課，是欣賞達文西「最後的晚餐」壁畫，課後針對畫中基督和他的門徒的姿態進行討論。次日夜眠時他做了一個很感人的夢，夢中他展開自己的雙臂就像壁畫中基督的姿態一樣，並感覺到似乎有一股能量穿過心臟部位在雙臂之間流動。醒來後，他確信自己一定會康復，從那時候起，他的濕疹真的持續改善了。從此他的行為大大改變了，變得對其他患者充滿同情心，很能體諒別人，特別是那些有情緒問題的患者。他也對人智醫學中心所提供的服

務，展現真誠的敬佩。他的症狀有了顯著的改善，因此可以出院，而且很快就能回到工作崗位上。這位患者不僅是濕疹的康復了，而且還經歷重要的內在轉化。唯有透過急性又極端不適的疾病，病人才願意面對心理問題（好挑釁的表象）並努力去克服，開始展現真正的自己。對他來說，濕疹是一種深層的情緒問題所展現的症狀，也扮演了他個人成長過程中關鍵的一步。

而老年時期生病，若瀕臨死亡或罹患絕症，就難以論斷其意義了，必須等到死後才能知道。主流醫學的意識形態中，很難明白絕症也有其正面意義。然而，人智學醫師認為，從「業力」和個人發展的脈絡而言，仍然是有意義的，只是評估方式會是比較屬於實驗性。

有一位女性，在她五十五歲時，發現了卵巢癌末期的症狀。她的腹部有嚴重的積水腫脹，而由於腫瘤擴散，她三個月後就過世了。這位患者的人生充滿挫折。由於她的父母無法照顧那麼多孩子，所以她是被祖父母撫養長大的，她總是覺得父母親遺棄她。她天資聰穎，是一位合格護士和運動治療師。她雖然頗有魅力，但從未結婚也沒有自己的孩子，這也讓她深感失望。雖然她蠻受歡迎的，但卻不曾在同一個地方久留，所以一直都沒什麼親密的朋友。她四十幾歲時，曾經照顧年邁的母親直到母親過世，在那段期間母親對她很感

激，而這是她以前不曾感受到的。她繼承了母親的房子並獨居其中，但卻和她已經結婚生子的兄弟姐妹相當疏遠。

　　直到她得知自己罹患癌症末期時，她才得以表達出內心深層的失落感。一開始她先是感到極度害怕和恐慌，伴隨著腹部腫脹的壓力導致呼吸困難，使恐慌更嚴重。但她慢慢的和人智醫學中心的護士及其他工作人員培養出良好的關係，在宣洩了她對生命的憤怒和長期隱忍的壓力後，她完全接納現況並覺得內在很安寧。儘管沒多久她就過世了，但照顧過她的人都認為，她長期的「內心痛楚」在過世之前已得到療癒，並不會將這些痛楚帶進死後的靈性生命中。她不只與即將死亡達成共識，也與她的生命共處。在這些例子當中，疾病都能使患者在個人發展的歷程中邁出重要的一步。人智醫學目的在給予療癒過程中支持病患的個人發展，而非壓抑疾病。透過諮商，可以讓醫師和患者都能看清生病更深層的意義。

　　前面已概述人類四個元素的特性，讓我們瞭解大自然更完整的全貌。我們知道靈性科學能和自然科學兼容並蓄，只是對世界的概念增添了另一個面向，特別是，靈性科學的質性研究把自然科學的量化參數延伸擴大了。舉例來說，靈性科學從性質上確立了人體的四個元素和自然界的四種元素：土、水、風、火之間的關係。更具體地說，也就是靈性科學

使人體中的四個元素與物質或能量的四種基本狀態：固態、液態、氣態和溫熱之間有了聯繫。透過加熱可以把固體（物質最密實的狀態）變成液體，因為加熱使固體的分子更有活力，一旦超過某個臨界點就會「熔化」成液體形態。同樣的道理，加熱也能使液體變成氣體。另外，我們將溫態視為固體、液體或氣體中的某種狀態，但它也能獨立存在，例如太陽的輻射熱，在這層面上純粹是能量，而非更具活力分子的物質。

物質身和固態有關聯、乙太身和液態有關聯、星辰身和氣態有關聯，而吾（ego）則和溫態有關聯。對人智醫學而言，這種關聯性就是說，吾（ego）在物質世界透過溫熱來表現自己、而星辰身透過氣態，乙太身透過液態來表現。

當醫學院學生研習解剖學時，他們會仔細研究浸泡了一年的屍體，這會讓學生以為身體完全是固體的結構，因為浸泡會把原本變柔軟具有流動性的器官，如肝臟，變成相當堅硬的結構。生命體中含有大量的水，其實所含的液體部份比固體部份多得多，最堅硬的部份是骨骼。氣體會溶在身體內的體液和組織中，還會出現在腸和肺中。整個身體是溫暖的，深層組織的平均溫度約維持在攝氏37度。然而，仔細檢視就可以發現身體有些部份比較溫暖，而不同器官之間，或不同部位的皮膚，其溫度也都會有極大差異。以現代的熱像

儀技術，可以顯現皮膚溫度模式的彩色影像。把全身溫度分佈的呈現方式拍攝下來，就可以顯影「溫態身」（warmth body）。

人的元素	狀態	自然元素
自我（吾） 星辰身 乙太身 物質身	溫熱 氣態 液態 固態	火 風 水 土

圖4.

　　只要檢視固態的物質身就可以發現，人和外在世界之間有著清楚的界限，皮膚以內所有的一切都是人體的一部份，皮膚以外的一切則都屬於外在世界。但若談到「液態身」（fluid body），這種界限就沒有那麼明顯了。我們的皮膚表面，會不斷地排出水分並蒸發到空氣中。在「氣態身」（gaseous body）方面，界限就更不明顯了，因為從不停止的呼吸過程，會讓我們的身體內部和外界持續進行物質交換，當吸氣時，外界的物質會經由肺部被帶進體內；而在呼氣時，溶解在血中的氣體就會排出體外，變成外界空氣的一部份。而身體溫熱的界限則最不明顯，因為人體隨時都在與外

在環境進行溫度的交換活動。

從海葵和海綿等生活在鹹水中的簡單生命就可以發現，牠們體內鹽的濃度和周圍的海水很接近，而且牠們必須依賴這種濃度來存活。牠們能吸收溶於水中的氧，並排出溶解的二氧化碳，它們的體溫則與周圍的海水相同。像蠕蟲等稍微高階的生命形態，就具有最基本的循環作用來調節體內的鹽（固體）的濃度，不論在任何環境下都能將體內礦物的濃度維持在最低含量。但是，牠們的皮膚必須保持濕潤，以便從空氣中吸收氧，所以牠們還是必須依賴外界的水來生存，否則會逐漸脫水而死亡。

蛙和蟾蜍等兩棲類動物，也需要以濕潤的皮膚來吸收氧，但牠們有肺，使牠們比較沒那麼依賴周遭環境中的水（液體）。爬蟲類也有肺，這代表牠們能將空氣（氣體）元素的內化了。不過，上述兩棲類動物和爬蟲類都是冷血動物，牠們的體溫還是要靠周圍的溫度來決定。事實上，除了人之外，只有鳥類和哺乳動物才能調節本身的體溫，這代表溫熱元素的內化。（註3）

獨立的溫熱元素是作為物質體媒介，吾（ego）透過溫熱這個媒介才能進入身體內運作，並產生自我覺察。風元素（尤其是氧）是身體內星辰身的物質媒介，可以產生意識。

乙太身則要依賴液態元素（尤其是水）來維持生命。沒有水就沒有生命，只剩下無機礦物元素，就像沙漠一樣。人死後身體的溫熱會快速消失、呼吸停止而且肺部塌陷。最後，當身體的組織被破壞而腐爛之後，就只剩下礦物元素的骨骼了。

　　吾（ego）除了運用溫熱元素做為的生理活動的載體之外，還具有其他特性。前面已經提到過的特性包括自我意識、自由意志、獨立思想、依照意志記憶事件的能力、直立的姿態等。另外，還有語言能力，以及沒有毛或羽（裸身）都在吾（ego）的特性之列。這些是人和動物的不同，若把生命週期考慮進去時，就差異更大了。

　　有一個顯著的差異，就是人類有很長的童年時期。大多數哺乳動物都有需要照顧孩子的時期，但只占其一生中很短的時間。另外，從生長和發展也可以反映出吾（ego）的存在。動物的身體生長的高峰和性成熟度是一致的。然而，人的身體生長在青春期之後還會繼續進行，一直要到二十幾歲才算完成。就動物而言，性成熟可視為星辰身時期的來臨（或稱為動物法則），但以人來說，吾（ego）的時期的來臨則比較晚（或稱為人的法則），差不多要到二十一歲左右。

5. 疾病的二種主要類型

我們已經從靈性科學或人智學看到，如何從純粹的物質機體開始拓展視野，對於人的理解有了更寬廣的圖像，包括生命、心魂、靈性等元素。在人智學的概念中，產生意識的過程（這對物質身有破壞作用）與生命元素的建構再生過程之間有著微妙的平衡，不論是破壞過程或建構過程佔優勢，都有礙健康或導致疾病。典型的症狀可在分解代謝或合成代謝過度活躍的特性中被認出來。在詳細說明這部份之前，必須先深入探討人智學的生理學。

在主流醫學的研究中，人類機體被區分為很多個系統，例如神經、循環和呼吸等系統。人智醫學所描述的三個主要系統，就是以人的三種非物質元素對物質身產生的作用方式來區分的：一、神經感覺系統：包括整個神經、腦部、脊髓和感覺器官等的活動。二、代謝四肢系統：包括營養吸收、新陳代謝以及肢體的活動。三、節奏系統：包括呼吸和脈搏。

神經感覺系統顯然是集中在頭部，腦和大多數的感覺器官位於這裏，然後再從頭部呈放射狀進入全身。我們已知神經感覺系統與意識、分解代謝過程、較弱的生命力以及高度

特化的身體結構都有關。而在這些特性當中，靈性雖然對身體具有破壞作用，但是在無意識的修復過程中，靈性則會在星辰身、乙太身和物質身之間和諧運作。身體內最精密的結構都出現在神經感覺系統中，例如，連接鼓膜和內耳的三塊小聽骨極為精密，因此能傳導鼓膜的最細微振動；而在眼球的結構中有著顯微複雜的結構。這類器官的再生能力都較低，這和乙太過程的撤退是同時發生的，根據生物代償原理，這些乙太力是被用來進行其他活動，即乙太力從其建構活動被轉移到思維活動。

感覺器官的結構比身體內的其他結構更具無機性，純然是物質元素，幾乎像是機器一樣。因此，可以很容易把這類器官和人造器械拿來做比較。瞳孔、水晶體、視網膜直接被比喻為相機的光圈、鏡頭與底片；內耳的毛細胞則被比為鋼琴的弦。事實上，人體全身都充滿了血液，這些存在於微血管中的血液與身體的細胞之間幾乎能直接接觸，因為二者僅以很薄的微血管壁區隔開來。但眼球內部則是個例外，雖然眼球壁大多都充滿了血管，但內部則充滿透明液體，角膜（瞳孔和虹膜前方的透明部份）和水晶體完全沒有血液供應，這二個器官所需的氧和營養素都溶解在眼球的清澈液體中，因為沒有血液供應生命活力，因此它們特別脆弱容易損傷和老化，例如白內障就是水晶體進行性的混濁。 除了感

覺器官之外，外形非常複雜的頭顱，也是神經感覺系統所建造的精細雕塑，頭顱骨精雕細琢的結構與四肢骨骼簡單的型態是明顯對比的。

新陳代謝四肢系統包括胃和腸，食物會在胃腸中分解，並將營養吸收到血液和淋巴系統裡。接著，血液會先進入肝臟，很多剛被吸收的物質都會被帶進肝臟組織。肝細胞可以把葡萄糖和其他單醣轉變成肝醣，並以這種形態儲存於體內，以備之後所需。而胺基酸則會被轉化成白蛋白，這是血漿中含量最多的一種蛋白質。當有機物質被消化時，某種特定動物或植物其本來具有的特性，會在不同階段中受到分解破壞，直到變成「中性」或幾乎無生命的特性。

人體的代謝系統就是從肝臟開始建構人體的成分，使我們具備人類機體的特徵，這些成分會由肝臟透過血流，帶到軀體的其他部分。因此，滋養過程可以看成是一種流動，經由血液流進入全身的細胞中。這個新陳代謝過程以消化器官和肝臟為中心，再放射分佈到全身。新陳代謝四肢系統還包括讓身體可以活動的四肢，四肢的肌肉中有豐富的血液供應，經由血液所帶來的很多物質，會轉化成活動所需的能量。我們會因為肌肉的活動而產生溫暖，這些溫暖再經由血液散佈到身體其他部位。

　　與神經感覺系統相反的是，新陳代謝四肢系統是具有無意識的特性，意思就是說我們無法察覺到體內一直在進行的建構過程；除非身體出現某些狀況並引起疼痛時，我們才能覺察到。透過動作來鍛鍊意志力也是無意識的，例如，我們有一個想法「想要走過某個房間」（這是有意識的），但接下來的「走動」本身則是屬於無意識的範圍。如果我們必須要先思考用哪一條肌肉來做哪一個動作話，那麼一定會跌倒！透過觀察我們的內在經驗，就能區別出「想要」去做，和真正「在做」，二者之間的差異。舉例來說，每天早上的第一件事：決定起床和真正起床，兩者之間可能會有很大的差距。我們從起床這件簡單的事就可以知道，行動的來源並不是能快速構思的心智（mind），而是心魂中深層的無意識部份。這種無意識是意志力和整個新陳代謝系統活動的特質。

　　神經感覺系統是透過覺知，讓我們和外在世界產生連結；而代謝四肢系統則是產生物質連結，比如我們的雙腿能對抗重力而使我們可以移動，運用手臂和手則可以做很多工作，並為這個世界創造無限可能。透過新陳代謝四肢系統可以取得物質成份來做為食物，讓我們能在物質世界中保持活動能力；而透過神經體感覺系統則可以使物質身和有意識的靈性活動產生連結，使人能覺知物質世界但不直接作用於物

質世界。新陳代謝四肢系統有建構身體並使其溫暖的作用；神經系統則具有破壞作用，而且神經具有比較冷的特性。

而在上下二個系統中間，也就是人體的上下二「端」（poles）之間，就是節律系統，它表現身體的節律，特別是呼吸和脈搏。節律系統以心臟和肺臟為中心，也就是胸廓。神經感覺系統，或稱「頭端」（head pole），與思想有關；而代新陳謝四肢系統「端」與意志有關；節律系統則與情感有密切關係。我們一般把心臟視為情感的居所，當憤怒和害怕時，通常就會有呼吸和脈搏速率改變等生理表現。

節律是調節對立二端的方法，例如，吸入和呼出，或睡眠和醒來的週期。檢查患者身體節律的規則性，是診斷病況重要的一環。除了檢查脈搏之外，瞭解患者的睡眠週期、月經週期或排便規律，也有助於找出疾病成因。而關於意識層面，我們都知道人有感覺但所知不多。其實在清晰意識的思想和無意識的意志之間，還有一種夢幻意識的情感。

以解剖學方式也可以發現這二端之間的「居中調節現象」。頭端是骨骼在外面包圍著裡面的腦軟組織；而新陳代謝四肢端則是相反，是肌肉軟組織包圍在骨骼外面；胸腔則有骨骼和肌肉交替在外面，越靠近下方尾端越開闊，出現了圍繞著脊椎分佈的各種柔軟器官。於是，來自上下二端的不

同結構在節律系統合併了，也就是二種極端在此相遇並且融合。

　　當上下二端交會在中間區域時，血流和肺臟就一起出現。血流，最主要是與建構、溫暖、新陳代謝等過程有關；而呼吸，則和感官過程比較有關，而且對血液有冷卻作用。呼吸的產生要透過頭部，雖然呼吸也通常都是在無意識中進行，但是呼吸比脈搏容易受到意識的調節改變。當把脈搏的相對速度（成人在靜止時大約是每分鐘心跳七十二次）拿來和呼吸速率（每分鐘約十八次呼吸）作比較時，也可以發現新陳代謝端的動態物質活躍性與頭端物質活動較為靜止之間的反差。

　　當我們說要保持健康，可以說就是要維持代謝四肢系統和神經感官系統之間的平衡。由於節律系統對於維持這種平衡特別有關係，因此在療癒過程中擔任特殊角色。人們終其一生，會有與生俱來較傾向某一端主導的現象，但未必會生病。舉例來說，對於生和死的偏重程度會慢慢轉移，人在出生後的最初幾個月，幾乎都是在進食、睡眠和生長，此時期的嬰兒身體是一生中最柔軟的，脈搏也比成人都還要快，這些都是新陳代謝端的特徵。而在老年，則會出現枯槁的傾向，皮膚不再柔軟，手部和臉部也會開始出現明顯的皺摺，而且比年輕時睡得少吃得少，活動力較差，更容易感冒，這

些都是頭端的特徵。

　　這種神經感官系統主導或者新陳代謝四肢系統主導的傾向，是與體質有關的。神經感官系統主導的人，其體型看起來比較瘦且有稜有角的，外觀看起來比實際年紀老；而新陳代謝四肢系統主導的人，其體型較豐滿甚至是圓滾滾的，看起來比實際年齡還年輕，也可能會比較情緒化和心智不成熟的傾向。這些描述是指體質相反的類型，而不是暗示一定會生病，只有當某一端變得太過度超越另一端時才會形成疾病。如果這種太過極端的現象發生時，就會有與上下二端相關的疾病產生，如新陳代謝四肢系統不正常的過度活躍時，疾病的特徵會是溫熱增加和液體過量（腫脹），這是發燒和發炎的基本現象。而神經感官系統不正常的過度活躍時，疾病的特徵會是液體流失、過度硬化、活動力和彈性降低，甚至礦物質在體內堆積沉澱。這些都是退化性或硬化性疾病的特徵，像是骨關節炎或動脈粥狀硬化。

身體的系統	內在活動	覺知層次	生理效應
神經感官	思考	意識	冷卻 分解破壞 硬化
節律	情感	夢幻	平衡 調節
新陳代謝— 四肢	意志	無意識	溫暖 合成建構 軟化

圖5

　　在人智醫學中的二種主要疾病類型，就是「發熱性和發炎性」的疾病及「退化性和硬化性」的疾病，。然而，如果把任何疾病單純歸類為某一種類型，那就過度簡化了，因為疾病通常都會同時牽涉到二種傾向。舉例來說，類風濕性關節炎這種疾病，一開始會同時出現關節明顯發炎的現象，接著會變紅變腫並感到疼痛和發熱，而隨著疾病逐年進行就會出現退化傾向，像是慢性關節變形。又例如結核病，它本來是一種傳染性的發炎疾病，通常病期會持續很久而在肺部留下硬組織和疤痕，這些都是硬化的特徵。

　　而感冒的症狀，最初是鼻竇紅腫並分泌黏液，伴有喉嚨發炎和體溫比平常高等現象，雖然這些症狀都屬於新陳代

謝型，但影響的卻是相反的頭端。人在身體虛弱或受到風寒時，就容易罹患感冒，風寒可以看成是某種外來元素，也就是外在的寒冷侵入身體。而對其他方面都健康的人來說，虛弱則表示「頭端」運作過度或睡眠不足，以至於恢復體力的過程不足。雖然「冷」和「過度意識」都是典型的頭端表現，但是感冒症狀卻具有新陳代謝端的特徵。這不僅再一次驗證上下二端在疾病時的相互影響作用，同時也證實，生理症狀和身體療癒過程的密切關係更甚於疾病背後的成因。

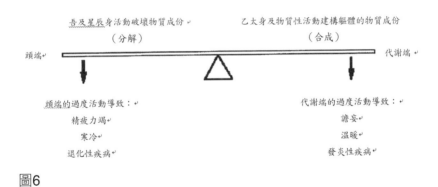

圖6

6. 藥物使用

當神經感官系統和新陳代謝四肢系統失衡而出現疾病時，就必須以恢復平衡的方式來治癒。人智醫學從大自然中尋找與人類機體相似的生命過程，並利用動物、植物和礦物的物質成份來製造藥物。反之，主流醫學則把疾病看成是體內的分子變化，並從大自然所存在的物質中分離出化學藥品。

所有生命都有生長、營養、消化和呼吸等過程，而這些都是靈性元素活動在物質層面的表現。我們不能把生命看成靜止的狀態，其實生命是由這些過程的動態活動創造出來並持續維持的。以植物為例子，任何時候所看到的植物形態，都是其內在的生命過程所建構而成的物質組織，例如，光合作用過程就是指，無機物質藉由陽光之助力而轉變為有生命的物質，這個過程對於維持植物本身的生命和生長能力都相當重要。只要有生命存在的地方，就可以發現這類建構（乙太）過程；只要有意識存在之處，就會有像燃燒糖類這樣的破壞（星辰）過程。

主流醫學是以分子變化來分析疾病，並發展化學藥品來對抗分子變化，以減輕身體症狀。而人智醫學則是著重在不

同過程之間的相互影響作用，因為這會造成分子變化及相關症狀，其用意是要利用藥物中相關的植物過程，促使患者體內的各種過程恢復平衡。

植物雖然有物質身和乙太身，但不具有破壞力的星辰身，因此和人體中具有再生療癒過程的乙太體特別有關係。植物最特殊的器官就是葉子，那正是綠色植物行光合作用之所在。葉子具有扁平、開闊的形態，而且都長在植物的中間區域，也就是在根部和花的二端之間。花具有較高階的組織和較複雜的形，而根的結構一般都比較簡單，具有吸收養分的新陳代謝作用，以供整個植物使用。

植物的花和動物界有關，而根則較近似礦物界。花具有比較複雜的形態，而且通常和動物的特性有關。另外，植物也是透過花的顏色和香氣來和動物世界產生關聯，例如藉由蜜蜂來授粉。反之，根則是長在土裡，並從土壤中吸收礦物質和水。植物的中間區域，或者說葉的部份，其植物性最完整，具有極強盛的生命力，但形態就沒有花那麼複雜了。

種子是植物生長的顛峰，是開花後的階段。種子通常都是結構簡單，但內在卻具備長成新植物的潛能，這就顯示出種子和吾（ego）的相似性，類似於人的靈性核心或根源，即具備未來發展的潛能。從這個非常簡要的說明就可以發現，

植物根、葉、花和種子的形，分別展現了礦物界、植物界、動物界和人類的特質。

雖然植物沒有自己的星辰身，但外在的星辰力量還是會滲透到花中，因而使得花的形較為複雜。大多數植物都只透過花輕輕的接觸到星辰領域，或者說動物領域。但有些植物被星辰元素滲透得更深，於是這些植物裡面就產生有毒物質，比如說顛茄（deadly nightshade）中的阿托品（atropine, 顛茄鹼或稱龍葵），這就如同星辰身在神經系統中如影隨形的具有破壞性。一旦人類或動物吃到這種植物，植物裡對應的星辰活動（astral activity）也會產生具有破壞力的物質。有毒植物的星辰活動是到達了異常的程度，這就是人類神經感官系統端過度活躍所引發的疾病狀態的寫照。

藉此方法就能探究，植物裡產生某些物質的過程和人體內產生某種疾病的過程之關聯。接著，再鑑別哪些物質可以用來做為藥物。而研究植物是屬於哪一科（family）進而瞭解這一科的特性有很重要的助益，這些特性不僅能顯示出整個科的表現，還可以找出哪些種（species）具備這個科的典型特性，甚至是極端展現其特性的植物，這樣的植物通常都具有藥用價值。

人智醫學這種技術與主流醫學或對抗療法截然不同，後

二者通常都是運用特定的化學物質，來對物質身體（physical body）的化學性和功能產生直接的作用，例如使用類固醇來抑制發炎，或者是認為缺乏胰島素時就以藥物來刺激生成，這些都是非常直接的作用，其基本原理就是使用與症狀相反作用的藥物——當認為疾病牽涉到過度發炎時，就給予減少發炎的治療；如果胰島素分泌過少，就給予胰島素或用藥物來促進分泌。

順勢療法的原理則和對抗療法相反。（註1）其中的座右銘就是「以同類治療同類」（like cures like）。藥物的檢測則是，投藥於健康的人再注意此人所出現的各種症狀，醫師為病人所選擇的藥物應該是要能對健康的人產生相同的症狀。順勢療法是使用藥物促進身體的自我療癒力，但要說明的是，順勢療法是根據其多年的臨床經驗累積而來，而不是依據精確細節來運作。

順勢療法製備藥物的方法也和主流方法不同。通常都會以整株植物或礦物來製成溶液，並經過勢能化（potentization）的震盪稀釋過程，即溶液每次要再稀釋之前都會先經過攪動或振盪，舉例來說，一個標示為6C（第六次百分之一）的藥物，就是將其母酊劑稀釋到百分之一，總共經過六次的振盪稀釋。但令人覺得奇怪的是，酊劑被震盪稀釋越多次，藥物的效力就變得越強，這是順勢療法治療師經

過多年的觀察和治療經驗才發現到的。

順勢療法治療師就是要為患者選擇最接近其疾病症狀的藥物圖像，最後，醫師就會注意到患者的心智狀態和體質，而這些情況是主流醫師不太在意的。例如，去瞭解病人的症狀是否受到溫度冷熱的影響，還是受到身體功能或任何特定作用的影響，這些都提供醫師很有用的參考訊息。順勢療法治療師仍是全面性地關心患者的一切細節，並沒有把疾病簡化到細胞的程度，這種方式可以稱為全息——症狀與一個人的整體有關，而不是把症狀獨立出來考量。然而，順勢療法對於疾病成因還是缺乏瞭解，也就是為什麼某種藥物具有特定的症狀圖像（symptom-picture），以及藥物實際上是如何運作。嚴格說來，順勢療法治療師一旦知道了症狀圖像，就沒有必要去瞭解藥物是來自植物或礦物，更不用說是植物或礦物的特質了。

藥草醫學根據數百年來使用藥草所累積的知識，又對藥物的處方增添了另一種方法。一般說來，是使用整株植物的未稀釋製劑，而非特定的化學物質，而藥草專家通常會使用這些藥草來促進排泄功能，例如，排汗、排尿和通便等，因為他們相信這類功能可以間接幫助療癒。由於這類藥物比主流化學合成藥物效果溫和，因此藥草專家對於大部份病例都會優先選用，將強效的藥品保留在必要時使用。但是，有些

藥草專家也採納主流的對抗療法觀點，並將草藥整合到主流醫學用途。

　人智醫學接受順勢療法和對抗療法的有效價值，因此也會使用勢能化的順勢藥物和未稀釋的草藥。另外，也認同順勢療法和藥草醫師對某些特定藥物作用的珍貴觀察結果。然而，人智醫學想要透過靈性科學所得到的理解來擴展自然科學，更深入瞭解疾病和藥物物質。

唐松草屬　　　　鐵筷子屬　　　　鐵筷子屬
鐵線蓮　　　　　毛茛　　　　　　烏頭
類葉升麻　　　　側金盞花　　　　翠雀
唐松草　　　　　白頭翁　　　　　耬斗菜

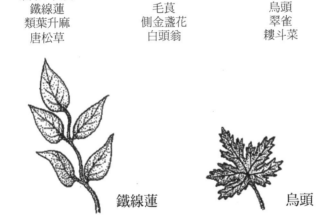

鐵線蓮　　　　　烏頭

圖7.　每一株鐵線蓮都具有三到四片由莖所區隔的小葉。烏頭的葉片有深切的開口。

　　有一種植物烏頭（Aconitum napellus）被人智醫學、順勢療法和藥草學家都拿來做藥，這就是一個很好的例子來讓我們瞭解，人智醫學是如何透過研究烏頭所屬的科別來瞭解烏頭的性質。（註2）烏頭，或者稱為附子，是毛茛科（Ranunculaceae）的一個屬。這一科可以區分為三大類：包括鐵線蓮（clematis）、類葉升麻（actaeas）和唐松草（thalictrums）的唐松草屬（Thalictrinae）；包括毛茛（ranunculi）、側金盞花（adonis）和白頭翁（pulsatillas）的側金盞花屬（Adoninae）；以及包括翠雀（delphiniums）、耬斗菜（aquilegias）和烏頭（acotinums）的鐵筷子屬（Helleborinae）。

　　唐松草屬通常都是木質藤本植物，或是莖幹多分枝並有著很多小白花的大型植物。鐵筷子屬通常都有堅固又挺直的花莖，並帶有單朵或幾朵大型有顏色的花，它們具有塊莖或匍匐莖，通常都有毒。側金盞花屬為小型至中型的植物，多分枝的莖和有顏色的花。如果檢視這一科所有植物葉片的成形和生長，就可以區分為兩類：在第一類中，特別是鐵線蓮，可以發現葉片被莖狀結構分成小葉，但這些較小的葉脈和小葉還是代表一片葉子；第二類，則以烏頭為典型，葉片邊緣分化成較深的切口。

　　透過人智學對這類植物更廣泛的研究，已知鐵線蓮葉

下部的根和莖的發展優勢。烏頭葉則是典型位於植物上部，在某種意義上，烏頭葉的外觀就像人類的手被星辰身侵蝕成一根一根手指的樣子（參閱第3章）。而側金盞花，也就是這一科中間那類，可能具有鐵線蓮或烏頭其中某一類型的葉片，或者是二種混合的特性，或二種都不是。

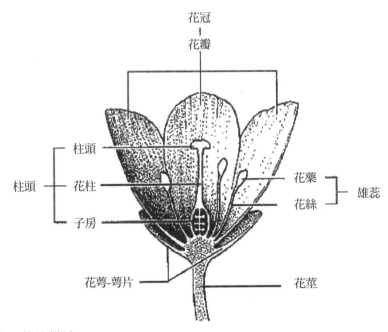

圖8. 花的構造

　　從莖再往上看，花通常都會包含稱為花萼的一圈萼片，然後是稱為花冠的一圈花瓣。花瓣內可能還會有一圈能產生花蜜的蜜腺，以及雄蕊，也就是花的雄性部份。雄蕊之內還

有雌蕊，是花的雌性部份。

　　唐松草屬中，尤其是鐵線蓮，通常沒有花瓣，而只有萼片和一圈雄蕊來呈現花冠的功能。在這種情況下，雄蕊就承擔了某個任務，而這個任務本來是應該由花結構下半部（亦即比較接近莖）的某個器官所執行的。而在鐵筷子屬，例如烏頭，同樣也缺少花瓣，但它是由花萼來呈現花冠的功能。同樣，我們在鐵筷子屬所看到的表現傾向，則是和唐松草屬相反，也就是位於結構下方的器官，其功能被提升到更高的部位。一如預期，側金盞花屬則顯示出這二種形態之間的許多變異——側金盞花具有真正的花瓣和萼片。

　　唐松草屬的植物其上半部被下半部有關的功能所控制，而鐵筷子屬則相反。就質的方面來說，這表示鐵筷子屬強烈傾向於發展它的花，其星辰元素擴張到正常範圍之外。而唐松草屬則較強烈傾向於發展它的莖。觀察鐵筷子屬具有會開花或有性生殖（較高等又更動物性的過程）的發展優勢，也可以進一步看到這種圖像；而唐松草屬則具有植物性的生長優勢。在居中的一類（側金盞花屬），毛茛最接近鐵筷子屬，而白頭翁則是最接近唐松草屬。唐松草屬中最極端的是鐵線蓮；而鐵筷子屬中最極端的則是烏頭。

　　從這樣的說明就可以預期，會在烏頭當中找到分解破壞

的特質，而事實上，它就是最毒的植物之一。毒性分佈在整株植物，但是會集中並儲存在粗大的地下莖。另外，可想而知烏頭會和神經感官系統具有密切的關係。順勢療法和藥草醫學的經驗發現到，烏頭對三叉神經痛特別有效，這是臉部神經的發炎，症狀會非常疼痛。在順勢療法中，烏頭也對發熱性的感冒有效，特別是風寒引起的感冒。反之，有些唐松草屬的植物則對生殖系統的問題有效用，其中最極端的鐵線蓮則是用在男性生殖器的問題。在這一科植物居中位置的側金盞花屬，也和身體的中間區域有關，其中的側金盞花主要指示就是心臟用藥。

烏頭的圖像顯示出一種強大的星辰力量進入花萼產生影響，將其功能提升到更高層次、使得葉片有較深的刻痕，並使整株植物產生劇毒。由於花的外形和雄蕊（能產生花粉）有特定的位置和發展，所以只有大黃蜂可以授粉，這指出透過花裡面的星辰活動提高了特化的層次。

上述對於不同植物形態的質的（qualitative）比較探討只是簡化版，實務上需要有更詳細的研究，但這種方法確實提供了一種概念，即人類成形過程是與靈性過程有關聯的。（註3）在臨床實踐之前，要盡可能的持續研究直到可以確認證實。

人智醫學強調要去研究過程（processes），例如，研究

烏頭如何產生有毒化學物質的過程,這與主流醫學只專注在化學物質是相反的。人智醫學注重這些過程的特質,藉此來間接觀察產生物物質過程時其背後的靈性活動,因為物質成份本身只不過是過程的最終產物,因此可以看成是過程靜止下來,或是動態過程變成靜態。植物的糖類(物質)是光合作用(一種生命過程)的最終產物,也就是光合作用過程將二氧化碳和水轉化成具有植物生命特性的物質。

　　同理,樹皮和木材都是無生命的物質,但其來源卻是植物的生命過程,曾經是活的元素。眾所周知,煤這種礦物的來源是植物的生命;但很多人不知道構成山脈的厚密石灰岩層,是遠古微小動物所含的鈣形成的,當牠們死後,微細的鈣質甲殼就沉積在海床,經年累月之後就硬化成岩石。很多人理所當然地認為礦物屬於部分的無機物領域,其實礦物都來自生命體。碳會轉化成各種不同形態,可追溯其過程如樹汁的液態有機活動,到變成硬化的木材(雖然已枯死,但還是有機體的一部份),再變成煤礦的化石混合形態(這時就完全礦物化)。主流科學研究所做的,是對混合形態的物質做研究,就是只對創造過程中最終的無生命產物做研究。但是如果想要完全瞭解生命與心魂元素,就必須對生命體的「過程」探討研究。

　　把某種礦物研磨成粉末,並加以溶解,是製備礦物來源

藥物的常見步驟，這是把過程逆轉至其開端。當物質被溶解時就會回到近似其起源的狀態，而且成為較易被人體吸收的藥物，因為所有物質在被吸收之前，都必須先在分解過程中溶解。若再經過震盪稀釋，物質的化學力量就會降低，但與起源有關的靈性過程則會被增強。當把震盪稀釋的藥物投予患者時，靈性過程的療效就會透過乙太身（乙太身是生命過程的組織）進入人體，（但藝術治療則是透過心魂達到治療效果；諮商治療則是在直接處理「吾」ego）。藥物所帶來的靈性過程會產生協調作用，也就是使物質身、乙太身和星辰身，以及吾的相關活動恢復平衡。

　　人的身體中，有些部位的硬化是健康的，像是骨骼；而有些部位的硬化則是表示疾病或衰老的徵兆，像是血管壁等等。年老時動脈血管壁會鈣化（動脈粥狀硬化），而本來應該含鈣的骨骼，也會出現鈣質流失（骨質疏鬆）。有一種植物的成形過程，非常明顯地將液態元素和木質元素的軟硬分離，它的春葉特別細緻柔軟，而樹皮則強烈礦物化呈現出銀色外觀，這就是樺樹（birch），它的樹皮有防水性，有很高的價值並且可用來建造獨木舟。

　　將其柔軟的嫩葉製備成浸泡劑（infusion）時，對動脈粥狀硬化很有效。因此，把樹葉製備用來對抗硬化或礦化過程是製造對立（指製備浸泡劑時的加溫與溶解）。反之，礦物

化的樹皮和木材可以用來治療發炎症狀和腸道太多液體引起的蠕動問題（如腹瀉）。在製備成藥物之前，木材的硬化和塑形特質，可以被炭化（進一步礦物化）過程更凸顯出來。

和白樺樹葉一樣，Menodoron這種對調經有效草藥的混合物，也是以熬煮的加溫過程來製備，以這種方式製備的藥物稱為煎劑（decoction），對藥物加熱有助於藥物作用在新陳代謝端（metabolic pole）。反之，當製備烏頭來治療神經感官系統的症狀時，則是採取冷的製備過程，這種冷製備的過程有助於藥物作用在頭端（head pole）。

製備植物精油作為藥用時，也可以發現加熱製備的重要性。像薰衣草、迷迭香、百里香、鼠尾草、馬郁蘭、薄荷和檸檬香蜂草等，都具有芳香和溫暖的特質，這些藥草通常都能透過其溫暖作用來對患有硬化疾病的人產生功效。人智醫學在運用這些藥草時，也會將其震盪稀釋後來口服或注射，但最廣泛的用途是外用在皮膚上，作為按摩油或是精油分散浴（oil-dispersion bath）時使用。

人智醫學探討物質和疾病過程的思維模式，與現代的化學及物理學截然不同，因此很難被理解。但是要記得的是，靈性覺察雖然可以直接看到物質和疾病過程的關聯，但仍必須發展出一門思想學科，以便能超越現今的科學限制。這並不是要貶低化學和物理學的重要成就，只不過這些成就不應

該給人一種印象，說物質的本質無法以其他方式來理解。

現代科學家有充份理由批判中世紀煉金術並不精確，但比較公平的說法應該是，煉金術士當時並不熱衷於分析化學，他們更有興趣去探討化學元素與人類心靈之間的性質關聯。（註4）現代化學只是把物質視為物質世界中純粹的物體；然而煉金術士有著截然不同的態度，他們帶著敬虔來研究物質。儘管我們已不適合再回到煉金術士的方法，但也不可以只因為後來的化學研究有不同看法，就認為煉金術士的研究是誤入歧途而藐視它們的成就。煉金術士是採取定性方法來研究事物；而以定量研究為主的現代科學，正是須要一種現代的定性方法來平衡它的偏執。震盪稀釋的藥物就是採取這種定性觀點，這與過度依賴實驗數據的主流醫學技術正好相反。例如，制酸劑在主流醫學是用於消化不良，這只不過是以某種鹼來中和胃酸，就像是在實驗室的試管中所做的實驗，但卻沒有考慮到消化不良症狀的成因。

煉金術士的研究，主要是以硫、水銀和鹽這三種化學原則做為代表。硫與可燃性、易揮發的狀態有關；水銀與液體、居中調節狀態有關；鹽則與結晶、固定狀態有關。硫的可燃傾向是與新陳代謝四肢系統的溫暖活動有關；水銀的居中調節傾向是與節律系統的協調活動有關；而鹽所呈現的結晶傾向，則與神經感官系統的硬化過程有關。

鹽的原則中最具有代表性的結晶物質就是矽，地殼約有百分之九十五都是由矽構成。身體內也有少量的矽，特別存在於皮膚和毛髮。矽具有透明的特性，所以是玻璃的主要成分，就像眼球的水晶體一樣。做成晶片和光纖形態的矽，是現代的通訊和資訊科技的關鍵角色。還有很多這類關係可以談，但已經可以知道的是，不論在人體內或外在世界中，矽都和神經感官系統的活動有關。因此就可以理解到，古典順勢療法把矽用做治療虛弱、神經衰弱、容易感冒和神經系統過度敏感的基本藥物。而人智醫學也運用矽來治療反覆感冒和鼻竇炎，因為這類症狀全都代表了神經感官系統的過度活動。

硫本身就是硫的原則（sulphur principle）的絕佳例子，它是蛋白質不可缺少的成分，蛋白質是人和動物身體結構的主要元素，並且是新陳代謝系統建構身體時所不可或缺的。當生命終止，有機物質開始分解時，硫就是首批脫離的元素，會產生腐敗的特殊氣味。而在藥物的應用上，硫可以促進新陳代謝過程，例如，感染所造成的發炎若轉變成慢性時，就可以用硫來使其活化進而解決感染。硫在主流醫學上治療痤瘡等的症狀時，則會製成藥膏以軟化皮膚。

從主流化學的觀點而言，鈣和鎂是二種非常近似的礦物藥。鈣，是動物界和礦物界之間的橋樑，是動物的甲殼及人和動物的骨骼的主要成分。反之，鎂則對植物生命有較重

要的任務，它是葉綠素分子中的最主要元素，因為有了葉綠素所以植物才能行光合作用而將無機物質轉化成有生命的組織。由於鎂和植物的關係很密切，以及它有產生有機物質的能力，所以證實了鎂和人類乙太建構過程的關係。鎂可以用來治療生命力消沉和情緒抑鬱。

鈣，在動物和人的移動扮演了主要角色，它不只是骨骼的組成份，也和肌肉的收縮有關。鈣與星辰身的密切關係，是反應在使患者有能力對抗過度活躍的乙太過程。人智醫學用鈣來治療過度的發炎或過敏反應，以及過度活躍的液體傾向，像是兒童生長過度，這通常會伴有頸部和喉部淋巴組織的過度生長，並容易造成慢性扁桃腺炎。

人智醫學臨床治療時，醫師可能會使用藥物來反向平衡疾病過程（對抗療法原理），或使用符應疾病傾向特質的藥物（順勢療法原理）。另外，處方也可以有不同組合，以互補的方式來對疾病產生作用，例如，偏頭痛被認為是因腦血管先痙攣狹窄然後又舒張，而使液體滲入周圍組織所造成的，想對這類疾病的性質理解時，就應該要注意到血液過程（與新陳代謝系統有關）在腦部（神經感官系統）所引起的問題。剛開始的症狀是收縮和緊繃（神經感官系統的特徵），接著就會出現血管的過度舒張（新陳代謝系統）。

很多病例都是在腦部過勞之後發作，這就表示問題的起

因是神經感官系統,結果卻是新陳代謝系統在頭部(頭部是神經感官系統的中心)主導。如果再加上噁心症狀,那麼情況就更複雜了,此時就應該是新陳代謝區域的病理覺知。因為在健康的情況下,胃的過程是處於深層無意識的狀態,除非生病了,否則根本無法察覺胃的過程。治療目的是要減少在頭部過度活躍的新陳代謝活動,及減少在胃中過度活躍的神經感官活動。因此,人智醫學就會使用一種稱為Bidor的製劑,它含有協調神經感官系統的矽,還有硫和鐵來平衡新陳代謝及呼吸功能,達到緩和新陳代謝過程在頭部作用氾濫的情況。

所有人智醫學醫師都受過主流醫學的訓練,在必要時也能開立西藥的處方。很多西藥都是效果極強的,因此在緊急用途上很有價值,甚至可以挽救生命。然而,不論一般大眾還是主流醫師,也都對與藥效等量齊觀的副作用有越來越多的認識。例如,已知類固醇會造成骨質疏鬆症(骨骼弱化)和腎臟問題,還有,某些非類固醇抗風濕藥也常對胃造成刺激甚至引起胃出血。普遍較缺乏認知的是,很難掌握長期用藥所引起的細微副作用,這些副作用常在生命晚期才會出現。很多主流藥物都是用來抑制某些特定疾病的症狀,例如,用來治療骨關節炎的止痛劑和消炎藥,可以暫時舒緩疼痛和減輕腫脹,但是對疾病的長期成效而言並沒有積極確實

的作用，反而可能使病情更惡化。

抗生素在嚴重感染時可以救命，但大部分的家醫科醫師卻用抗生素來治療能夠自行痊癒的輕微感染。主流醫學也承認這種作法已經導致細菌的菌株進化而產生抗藥性，但卻還是繼續忽略濫用抗生素可能會降低身體本身對抗感染的能力。大多數感染的主要成因都是患者的易感性，而非單純只因細菌或病毒的存在。雖然使用抗生素能殺滅造成問題的細菌而縮短感染期，但卻對患者容易感染的現象無所助益。人智醫學備有各種製劑，能促進和增強身體的自我療癒反應，而非殺滅外來因素。因此，抗生素應該保留到必要時，用在更嚴重的感染。

人智醫學的醫師不會堅持完全不使用西藥，會在必要時開立處方，但是他們都知道，西藥片面的療效也會引發問題。通常使用人智醫學藥物就可以排除大部分的病症，而且效果卓著。例如，英國有一所健保給付的人智醫學診所，其主流西藥的用量就減少到類似規模的家醫科診所其西藥用量的25%。任何一項健保給付的手術通常有各式各樣的患者，雖然只有少數患者選擇人智醫學這種治療方式，但還是有這樣的成果，所以人智醫學的理論顯然在現代的家醫科診所扮演了重要角色。

7. 藝術治療

當今社會普遍把藝術視為奢侈品或附加選項，卻認為科學較有價值，尤其是在科技應用方面。在過去的社會中，特別是中世紀時，宗教和藝術總是形影相隨分不開，並且在人們的生活中有重要的份量。繪畫、音樂、雕塑和建築都被視為神聖的活動。物質世界中的物質被轉化成藝術創作，並以這種方式呈現人類的特殊價值，就這個意義而言，藝術經過不同的文化時期的發展，可視為人類意識持續改變的映照。

藝術在不同時期都有特殊的表現形式：希臘時期的建築與雕塑有和諧的比例、基督紀元早期的二維式繪畫、由林布藍作品中首次描繪出鮮明的臉部個性表情、古典音樂的形式結構和浪漫時期音樂中的自我表現等等。藝術活動在個人和社會整體意識的發展中也都扮演了重要角色。

要先認識人的四種元素和藝術活動的關係，才知道如何為患者的情況發展出特定的藝術練習，這種練習比較注重於藝術對患者的影響作用，而非最終完成的藝術作品，這是藝術治療與其他藝術追求之間最大的區別。特定藝術活動和人體元素之間的相關性，最容易從音樂、繪畫、雕刻和塑形方面來理解。音樂愛好者可以感受到音樂呈現出的高層次或者

說靈性的本質，例如交響樂。而每個人也都能感知音樂對於情緒情感的強大作用，音樂可以召喚深層的悲傷或喜悅，並跨越熱情和憂思的極限。這就表示，靈性法則透過音樂而在心魂領域中呈現出來，也就是吾（ego）透過音樂在星辰身的領域（情緒和感受）中呈現出來。

繪畫則是是星辰身在乙太領域中的一種表現。色彩就像音樂一樣，可以喚起強烈的情感，就像是透過美麗的夕陽、一幅風景或一朵花引起的感受。音樂是以時間來表達，而雕塑是以三度空間來表達，但繪畫則是在平面上表達。平坦的表面特別與生命元素及乙太領域有密切關係，植物的主要器官「葉子」大約是屬於二度空間，而且在顯微鏡下看到的，生命過程的主要器官「細胞膜」也是二度空間的。在繪畫中，星辰領域的特徵——即色彩，是以液態流動方式呈現在二度空間的表面上，液體是乙太領域的媒介。

雕塑的原理對我們的情緒影響，不如音樂或色彩那樣強烈，這表示星辰身並不是以相同方式涉入。雕塑家把物質素材做成三度空間的形式，就像乙太身持續的把物質建構成人的形態。所以在雕刻和塑形的藝術中，是乙太身的法則呈現在物質領域中。

魯道夫・史代納創設一種名為優律思美（eurythmy）的

動作藝術，這是乙太身的動態形式在物質領域的呈現。當治療師設計某些特定動作讓患者做，過程中患者會回到自身內在的特質，這也是一種治療的應用。乙太運動在物質身的作用，是對胚胎的組織和液體從最初的一細胞球開始慢慢擴張開展，來建構人的身體。乙太身是做為吾（ego）和星辰身表達的媒界，也是乙太本身與生俱來的運動。因此，優律思美的形式和姿勢也與音樂相關；而語言的聲音是透過喉、舌、齒、唇來成形的，這也與優律思美的形式姿勢相關。藉此，優律思美的動作透過物質身為媒介來表現人的整個存有（the whole human being）。

人智醫學透過對吾、星辰身、乙太身和物質身之間的相互作用，來試圖瞭解患者的疾病。治療的目的是要影響這些元素的活動，以便能恢復健康與平衡。如上所述，透過不同元素之間的交互作用，就會產生不同的藝術，藉由在各相關元素中進行的藝術活動，就可以達到治療的作用。藝術治療的價值在於，可以根據個人需求來特別設計療程，也可以是一般通用的課程。藝術治療不但可以支持特定的身體過程，而治療所帶來的全新經驗通常可以增強自信，所以藝術治療對生理性和精神性的疾病都有助益。此外，在治療過程中患者所要克服的藝術問題，就是患者在生活和健康方面的根本問題，並能激勵患者去克服。

藝術治療，是由受過訓練的治療師配合人智學醫師共同進行的。治療通常採取一對一的方式，但必要時也可以團體進行。最初的藝術活動是要讓治療師瞭解患者的片面傾向和特質，再根據醫師所描述的醫學圖像，治療師就可以研擬出一系列藝術練習，以符合患者的特定需求。

自我 ↓ 星辰	星辰 ↓ 乙太	乙太 ↓ 物質
音樂	繪畫	雕刻／塑形

圖9.

　　雕刻或塑形治療，特別與乙太身進入物質身的運作有關，所以特別適用於成形（forming）問題的疾病。例如，出現潰瘍性大腸炎時，腸的成形活動就會弱化。而在精神疾病方面，成形過程弱化時可表現為思想沒有結構性，當乙太力與某個器官失去連結時就可能產生幻覺（參閱第12章）。藝術治療師會根據對疾病的醫學理解，和患者藝術作品所呈現的意義，來擬定一系列的藝術練習以便讓患者體質產生必要的改變。有些其他流派的藝術治療方法，則會特別強調淨化、自我表達和患者作品的精神心理分析。但人智學的藝術治療，是著重在激勵患者整個體質的治療效果。

　　當一個患者被診斷為神經感官活動主導的體質時，他所接受的塑形治療，一開始是要他用黏土做出許多小立方體和鐘乳石形狀，這是非常智性思考的活動，接著要求他在一大片黏土上做出波浪的形，這樣可以促進對患者對於水元素的親和力，並減少智性思考的架構。另一名剛從急性精神分裂症開始康復的患者，他仍然很焦慮，而且無法專注，於是治療師先請他用雙手做一個球體，接著再將球體塑形成一些幾何形狀如立方體，這種塑形方面的治療面有助於專注，且使人平靜。這些藝術練習並不是處方，而是治療師給予患者個別治療過程中的一部份。這種療程不僅是在探詢疾病，也能影響患者獨特的體質，也與患者如何在藝術上的表達有關。

　　而在繪畫治療方面，光和色彩的品質是透過水做為媒介來呈現。因為空氣是光的載體，所以我們可以從濕水彩畫中看到，自然元素中的空氣元素與水元素如何一起運作，而空氣與水分別和星辰身及乙太身有關，而這二者的相互影響作用，對於協調人體的四種元素有著最重要的功能。在物質身裡，空氣元素與水元素二者最明確的相遇是在肺臟裡，也就是吸入的空氣和血液相互作用，空氣中的氧會溶進血液，同時會從血液中釋出二氧化碳並呼出，這個過程是在節律系統發生，而節律系統與情緒感受特別有關係。

繪畫治療可以治療很多種疾病，包括生理或心理性的，而且對於與呼吸有關的節律系統疾病特別有效。例如，氣喘是因為呼吸的節律損傷而發作，起因是發炎所造成的腫脹及液體堆積而阻塞呼吸道，這是風元素和水元素之間的平衡失去了，藝術治療師就會設法去平衡過度的乙太活動（水元素）。繪畫治療也可用來治療乾燥和硬化的情況，像是硬化性疾病、骨關節炎和動脈粥狀硬化（動脈的硬化）等。在精神疾病方面，可以用來治療強迫症和憂鬱等疾病（參閱第12章）。

　　事實上，繪畫治療可提供相當多樣的可能性：色彩本身就具有療癒效果，例如，紅色、橙色和黃色代表溫暖、主動和擴張的本質，而藍色和綠色則有冷靜、被動和收縮的本質。在無意識中，我們一直受到色彩的影響作用，治療師就會設法在療程中運用這些作用。另外，利用明暗、真實與幻想的對立，也有好的效果。繪畫技巧會提供更深層的療癒機會，例如，在濕紙上作畫可以促進自發性，或者是在乾紙上塗一層薄的顏色，這樣可以激發平靜和反思的情緒。繪畫活動通常是在短暫的全神貫注之中，夾雜著片刻的退一步觀察和反思，這可看成是呼吸的節奏循環的映照——呼出是創作活動，吸入是比較平靜的觀察時刻。

　　還有另一種藝術治療，是透過外在肢體活動來刺激內

在過程，就是優律思美治療。現代人的生活中經常會一心多用，例如，開車時聽音樂同時又想著工作，這些思想通常都和音樂所創造的感受無關，而開車的動作也通常和前二者無關。現代生活的壓力使思想、感受和行動都變得如此片段，心魂活動也變得支離破碎，這會導致心魂和物質身的不一致，嚴重時還會呈現出身體動作的紊亂和疾病。優律思美對於治療這類問題特別有效，像是姿勢扭曲、步態異常沉重或過輕，或者呼吸淺快而節奏不規律。優律思美治療是要恢復心魂和物質身之間的平衡，矯正肢體動作紊亂，還能促進患者的思想、感受和行動的再度統整。

優律思美在練習時的動作或姿勢，是和我們說話時所發出的母音與子音有關，我們說話時是透過與喉、唇、齒和舌有關的動作，加上呼吸的氣流，來形成聲音，這是言說（speech）器官的精細動作。同樣的，姿勢也深受這種特性的影響，患者被鼓勵去覺察與某個聲音有關的內在表達。例如，在發「啊」（ah）這個母音時，嘴唇和牙齒是張開的，與這個音有關的姿勢也是敞開的，而表達的感覺是驚嘆或瞭解。反之，嘴巴在發「嗚」（oo）這個音時是較閉合的，產生的內在感受就很不一樣。

言說時的節奏感，尤其是詩歌所呈現的韻律，也有療癒性。某些節奏具有外向的特質，有些則比較內斂深思，而還

有些則較具好鬥特質。身體各種節奏的平衡是健康的表徵，失去節奏經常會引發疾病，因此，活化心魂的節奏，對治療效果很有幫助。還有一些練習則用於對三度空間缺乏健康感的患者非常有效，尤其是過度內向和習慣久坐的人，他們常常從當下的情境退縮出來。對於空曠恐懼症和莫名恐懼的人而言，這類練習更可以增進其對三度空間的六個方向（上、下、左、右、前，和後）的體驗，進而強化吾（ego）的活動，並重建與環境有信心的連結。

在人智醫學診所和醫院中，藝術治療師都會與醫師、護理師、按摩治療師以及水療師一起工作，進行個案研討會議（參閱第16章），以便對患者有整體的瞭解，做為進行統整療程的有力基礎。而藝術治療師所接受的訓練，包含很多種不同的特別治療的形式，以便達到不同的作用。在臨床工作時，他們必須要有創意，來針對患者的個別需求，發展出一系列適用的練習，設計療程時必須考慮到，在治療期間患者可能出現的任何困難或進步，都要能夠應對自如。

8. 療癒按摩及水療

按摩會影響皮膚，及其以下的肌肉與軟組織等具有半液體特質的部分。乙太建構作用最直接表現的部位是在身體的液體，但在肌肉中的液體也會與神經刺激產生交互作用，因此情緒干擾可以導致潛在的肌肉緊張，因此，肌肉緊張可視為患者情緒和神經狀況的表現。緊張是典型的星辰身的影響作用，包括失去流動性和變得僵硬，過度極端時就會產生疾病。

節律系統可以協調頭端和新陳代謝端。呼吸時的吸入和呼出、心臟的收縮和舒張等有節奏特質的自然活動，都能協調對立的乙太活動和星辰活動。伊塔・薇格曼（Ita Wegman）醫師和瑪格莉特・豪席卡（Margarethe Hauschka）醫師依照此想法發展出有強烈節奏形式的療癒按摩。呼吸節奏通常是依循吸入和呼出的模式，並在下一次吸入前有暫時停頓；而揉捏的動作會漸進式地掌握組織，然後放鬆，並且在下一個動作前稍作停頓。吸入和醒覺有關聯，呼出和放鬆有關聯。按摩的第一部分是揉捏，具有喚醒的特質；第二部分是比較輕柔的動作，則類似入睡的特質。這表示先由星辰活動主導（喚醒），然後才是乙太活動（放鬆）。透過這二種節奏在組織中的交替運作，就可以達到很有效的局部協調

作用。

　　水的自然流動線條是曲線而非直線，這曲線可能是柔和或是強而有力，也可能形成螺旋狀或漩渦。乙太身，或者說生命的成形力量，與水及液態元素有密切關係，所以也與曲線形式密切相關，因此乙太身是以曲線的方式或圓形來表現成形力量，所以我們可以注意到，具有新陳代謝（乙太）活動主導的體質的人，身體常是比較圓，而頭端（星辰）活動主導的體質的人，體型通常是有稜有角或削瘦。按摩的動作也採取這種曲線特質，關節周圍的曲線很密集並形成螺旋狀。而在按摩背部時通常會採取8字形的曲線，並且是有節奏的交替。

　　有時會用到指尖來按摩，這樣集中的壓力可讓患者強烈覺察到病灶，這是要刺激分解來溶解硬化部位；使用手掌則會產生溫和的作用，當要釋放壓力時，手掌能提起組織就像吸吮的作用，這會使患者有變輕的感覺，並會有強烈的解放感。

　　乙太力使身體具有一致的作用，當生命體的某個部位改變時都會對其他部位產生影響，這就是生命體和純粹的機械系統相反之處。在古老的東方醫學形式中，如針灸和足底按摩，就已經知道器官和組織是密不可分的，並將這個概念用

於臨床治療中，例如針灸是使用針來促進身體的療癒，但針通常不是扎在患處。而足底反射療法則是認為足部可以反映出全身的狀況，於是治療師以治療足部來療癒身體各部位的病痛。主流醫學只專注於治療局部的病理過程，所以無法理解這種治療理論。

律動按摩通常是在身體某部位操作而影響其他部位的功能。若身體某部位有過度的星辰活動，同時也會伴隨有另一部位的不足，例如，出現緊張性頭痛時，可以揉捏小腿和腳來減輕頭痛，其用意在於刺激下端的星辰活動，來轉移上端造成痙攣的過度星辰活動，於是症狀可立即被舒緩至某種程度。而從頸部沿著脊椎往下的頸背部按摩，也有助於釋放頸肩壓力來舒緩這類頭痛。

按摩師在治療時能獲知很多患者的身體狀況，這是醫師未必能覺察到的。清楚的瞭解到患者整個身體肌肉緊張的分佈狀況，通常肩頸部位緊張痙攣，可能還會向下延伸到腰部，而腰部以下則疲軟無力。下半身缺乏張力與上半身緊張剛好是相反的極端，有時甚至會危及健康。按摩師具有敏感度來察覺皮膚和軟組織的狀況和彈性，有些患者呈現鬆弛而缺乏張力的狀況，有些則是乾燥和硬化緊繃。患者各部位的皮膚溫度也會有極大差異。

例如，有一位女性患者背部中段圍繞軀幹呈現帶狀緊繃、其下半身缺乏肌力並感覺冷，但其上半身則有正常的溫暖，就可能會轉介給律動按摩師。按摩師可能會透過轉介的醫師，瞭解到患者是因為性生活和婚姻的問題而患有慢性生殖器官疾病。醫師和按摩師商討過後，就可以明白圍繞軀幹的肌肉緊張和硬塊、腰部以下的冷感和肌力不足、慢性婦科問題，性和婚姻的焦慮等等這些，都是同一個問題的不同表現方式。這種情形，主流醫學可能會診斷為慢性的骨盆腔炎症，例如輸卵管長期的輕度感染。而人智學因著對感染背後成因的理解，則認為是患者的吾（ego）在骨盆腔裏的無意識活動不足，而以缺乏溫度來表現。

對這位患者可以採取多層次的治療方式，包括按摩、藥物和諮商。按摩可以使下半身恢復溫暖和肌力，並舒緩軀幹因為緊張而產生的硬塊，乃因這肌肉緊張被釋放後可以使呼吸放鬆，於是溫暖則自發性地流到下半身。剛開始可能只是暫時舒緩，還需要一系列的治療來使其身體自己持續運作，假以時日，患者的婦科症狀就能改善。這也需要同時進行藥物治療和諮商協助。

患者的下腹部其他器官出現疾病時也是類似的情況，像是導致大腸潰瘍的大腸炎等等，按摩師的觀察有助於醫師更瞭解患者的細微情況，並且直接提出治療的可行方法。

按摩師在治療過程中，對於患者身體溫暖的分佈情形要非常有意識。人智醫學將溫暖組織（warmth organization）的干擾視為疾病的成因，甚至也是症狀。溫暖組織是吾（ego）進行活動的媒介，具有卓著的療癒潛力。為了保護溫暖組織起見，療癒按摩需要在溫暖、沒有風的空間進行，因為患者身上盡可能會不覆蓋衣物。而按摩用的植物油雖然是用來潤滑皮膚，但也可以誘發身體的溫暖效應，若將精油混合入按摩油裡，則更能增強這溫暖效應。按摩師會為患者選用最適合的油來達到所期望的療癒反應。

主流醫學所使用的皮膚製劑大都僅限於局部症狀的藥膏，直到近年，才開始使用專門經由皮膚吸收進入血流的藥物，來治療體內症狀，如心絞痛。人智醫學經常使用外治法，目的是要作用於整個身體，舉例來說，使用植物精油就涉及到星辰元素對植物的花造成的分解代謝過程，像是在沐浴時加入迷迭香和薰衣草精油，可以透過皮膚來刺激新陳代謝系統。

人智醫學有種新的水療法，稱為精油分散浴（oil-dispersion baths）。當然，油和水並無法混合，但是使用一種裝置，將治療油倒入其細小管柱裏，油流入漩渦狀的水中，於是產生一種很細微的分散作用，在水中均勻於分散的油滴非常細微，可以保持很久才油水分離。當患者浸入這種精油

分散浴時，全身皮膚都被一層非常薄的油包覆著，如果以棉布或薄毯小心包裹（而不是擦乾），就可以持續作用很久。大約花十五分鐘浴療，接著就包裹身體休息四十五分鐘，通常在之後的數小時內都還能感覺到油的溫暖作用。油浴的溫度大約是與體溫相同，所以是油的特性產生深度的溫暖作用，而非水的熱度在作用。這種治療的作用是要讓吾（ego）更能在物質體發揮影響力，進而使患者感覺內在的安詳和鎮靜。這種水療法是人智醫學發展出來的治療方式之一。

除了油浴本身的溫暖特質之外，每一種精油都有其特定作用。例如，薰衣草有放鬆、催眠的特性。反之，迷迭香則有振奮和覺醒的作用，還能促進周邊循環，因此可以在足浴時加入迷迭香精油，來促進腿和腳的溫暖。

水療也有助於溫暖組織失調。若下半身冷感，尤其是像上述的骨盆腔部位，會經常伴有婦科問題，使用具有活化和溫暖作用的香蜂草（檸檬香脂）油浴就特別有效。焦慮經常會伴有某些部位的冷感（像是出冷汗），尤其是在腿部和腳部，使用高到膝蓋部位的迷迭香足浴對這種情況很有幫助。偏頭痛發作時，除了小腿和腳部的強力按摩之外，還可以使用含有芥茉種子的溫足浴，芥末種子會輕度刺激皮膚和使其發紅，並能把過度的代謝活動從頭部轉移到小腿和腳部。同樣，溫足浴也有助減緩氣喘發作。

　　久病纏綿不癒體溫過低的患者，像癌症和肌痛性腦脊髓炎（myalgic encephalomyelitis, M. E.，或稱病毒感染後疲倦症候群），這類患者的體溫經常會下降到攝氏35度，而非正常的37度。健康的人體溫通常會有節奏的變化，每到晚上，體溫都會比早上剛起床時稍高，而溫暖組織失調的患者就失去這個溫度節奏。在第13章，將會提到癌症和免疫問題的治療，不過，水療領域中特殊的「熱源浴」（pyrogenic bath）有助於使體溫正常化：患者浸入深及下巴的水中一小時，水溫維持在與體溫相同或僅稍微高於體溫，此時溫熱作用不是來自於水溫，而是將身體冷卻的能力抵消。我們身體冷卻的主要方法就是汗液從皮膚蒸散的作用，但在熱源浴時汗液是進入水中而沒有蒸散，所以就沒有冷卻作用。

　　「熱源浴」可以讓體溫升高到攝氏39或40度。如果這名患者已經多年沒有發燒，而且體溫又比正常溫度低，熱源浴對身體是相當激烈的，在入浴期間和之後一小時的臥床休息時，都必須仔細觀察患者的脈搏和血壓。熱源浴對於嚴重衰弱的患者，或有嚴重心臟問題的人並不合適，但其深層的溫暖作用，對於協助體溫不足的人重建正常體溫很有幫助。對人智學醫師而言，溫度是從體內產生而不是來自於外界，因為身體的溫暖組織是負責統整全身，就像身體是物質結構一樣，都是人體的一部分。若強行從外界導入溫熱或寒冷，就

像碎片對於身體結構來說也是外來物。

躺在浴缸裡，水的浮力使患者可以感受到某種程度的失重，這對於關節炎或中風之後造成的站立或行走困難都很有幫助。然而，水療主要作用於身體的功能，像是循環、肌肉張力和溫暖分佈等等，當得到深層的放鬆和溫暖作用時，會間接影響人的心魂而有一些情緒反應。同樣的，按摩可以消除肌肉緊張，所以也能使壓抑或埋藏的情緒獲得釋放。

水療的媒介是水，我們在出生之前就懸浮於水中。水也是乙太力量的媒介，所以與身體的療癒過程具有特殊關係。從古希臘時期開始，人類就已經知道浸浴具有療癒效用，當時的希波克拉提斯（Hippocrates），也就是現代醫學之父，就曾在寇斯島（Cos）上創立了具備精巧的浴療中心。後來發現某些泉水浴有公認的療癒效果，因此帶動了整個歐洲很多水療城鎮的發展，目前在中歐依然相當興盛。英國的主流醫學就沒那麼重視傳統療法，當地治療用途的水療在二十世紀初就幾乎全部絕跡，主流醫學迅速主導英國文化，而只把熱泉看成熱水的來源，因此水療的價值已不被主流醫學重視。

文化因素也與忽略溫暖的重要性與維持健康的方法有關。冬天時，經常可以看到有些男性身在寒冷的戶外卻只穿

著短袖，而女性裸露腿部或是缺少遮蔽；很多辦公室和公共建築物設有暖氣，但一般人進出建築物卻不太會去注意這種極大的溫差。人智醫學把人的溫暖組織視為吾（ego）活動的物質載體，對保持健康極為重要。因為現在很多人不在意保暖，就是將來發生各種退化和硬化疾病的因素，像是動脈粥狀硬化和骨關節炎等，而這些正是當代西方國家最主要的健康問題。各式各樣的水療都有助於減輕這種傷害，還能讓患者更瞭解自己身體的溫度變化，為自己的健康把關。

9. 護理的藝術

主流醫學在科技方面的進步，對護理師有深遠的影響，他們的分工越來越精細越來越專業，變成只是擔任助理和助手，負責像量血壓和檢查心臟監視器這類技術性的工作，而離開了原本應該扮演的人性化角色。主流醫學為了詳細記錄檢查結果，也耗費時間人力在文書處理上。儘管現代醫學以科技見長，但是這些發展卻讓護理師越來越難有足夠的時間和每位患者接觸並給予好的照護。

人智學透過瞭解患者的靈性元素來整合對患者身體的認識，反而較能理解護理師的重要。例如，護理師和醫師的差異之一，就是護理團隊每週七天，每天24小時都要照顧患者，然而醫師通常只是短時間接觸患者。由於護理師和患者長期接觸，所以對支持患者的規律節奏有著特殊的責任，例如調節患者睡與醒的節奏、進食與排便，活動和休息等，就能有助於康復；如果忽略這些就會出現反效果，因為患者在生病期間可能無法自行保持健康的節奏。

想要成為人智醫學護理師，必須先取得傳統護理師資格，之後再接受人智醫學的訓練。人智醫學更趨近於傳統護理的精髓，也更注重某些特定的層面。護理師的任務就是要以其力量、意志和知識，來協助患者的健康療癒和安詳地往

生，這些都是患者想要但卻無法自己做到的。護理師也要協助患者能遵照醫囑來治療，並儘快恢復自理能力。

在臨床操作時，護理師要顧慮到患者所處的物質環境，包括適當的病床、潔淨溫暖的環境，以及有充足的新鮮空氣等。人智學護理師也要能覺察患者的心魂情境（soul environment），包括患者從感官所接收到的各種事物，像是病房光線、色彩、聲音和氣味的特質還有環境的美感，因為讓患者專注在美的事物上是有助益的。而且還要盡可能避免缺乏美感的事物，因為這對躺在病床上的人所造成的影響比健康人強烈許多。

心魂情境還包括護理師帶給患者的情緒，因此，護理師在進入病房時的思想心境就相形重要。進入病房之前可能需要停頓一下，將心境轉換為必要的沉靜和寬懷，以便可以對患者的需求作出適切的反應。忙亂或生氣，或者過度親切的行為，都有礙對患者的尊重。患者不但需要物質層面有溫暖的病房來幫助康復，在心理層面也需要護理師給予溫暖和支持。

護理師也必須在社交方面協助患者。患者需要安靜獨處和休息，這會因個人和疾病階段的不同而異。然而有些時候，和其他患者相處，並參與一些社交和藝文活動，也很重

要。比如說，參加激勵性的座談或音樂晚會，或者鄉間漫步，都能再次激發對生命的愛好，因而具有療癒作用。

護理師對患者塗抹植物精油，對於支持患者的溫暖組織很有助益。人智學護理師受訓時所學的塗油技術，效果與療癒按摩很類似（註1）。主要著重於舒緩平衡的動作，來促進乙太體的流動與建構過程，而非強力揉捏促進特定部位的意識。使用精油可以促進某些部位的溫暖，像是頸、肩、背、腹、腳和小腿等可能缺乏溫暖的部位；也可以讓患者有安康的感覺，並能撫慰臨終患者的孤獨感及恐懼感，尤其是在言詞安慰無法達到效果時。這類治療通常都能給予安全感，釋放深層的恐懼，並且能超越語言對話的方式。

護理師會根據每位患者的情況或特別需求來選擇精油或藥膏，施予治療時可以感知患者皮膚和肌肉的張力及身體局部的冷熱溫差，還有患者的情緒狀況。因為護理治療是每天定期進行的，所以這些觀察結果對醫師的工作非常有幫助。

這類治療通常都是由醫師開立處方，但護理師也可以先自行使用精油，例如，患者夜間難以入睡，護理師就可以用薰衣草油幫患者按摩背部，這很有放鬆效果。護理師和患者之間的接觸也很重要，可以為治療增添寶貴的溫暖情感。使用薰衣草油不僅可以替代安眠藥，對患者和護理師來說，也

都是全然不同的體驗。對於治療焦慮和其他情緒問題，以及身體非常虛弱而臥床的患者，精油具有很特別的支持任務。

按摩師與水療師在實施按摩和浴療期間，護理師可以進一步輔助。護理可以為患者早上進行促進循環的迷迭香足浴，夜間則使用具有放鬆效果的薰衣草，形成一種規律的照護。護理師也可以實施芥末種子足浴，來舒緩某些頭痛、氣喘發作、支氣管炎和恐慌症的初期徵兆，也可以舒緩頭痛或感冒的初期症狀。及早治療很重要，所以在這狀況時護理師都必須自發的立即採取行動。

護理師對於使用於治療的物質特性必須充份認識，尤其是草藥。每種療法都必須以特定的方式使用，才能發揮療癒的最大效用，例如，花須要特別小心處理才能促進其治療特性，像浸泡太久這種過度製備則會產生破壞。以根、莖、種子和葉所製成的浸液，都需特定的熬煮時間。機械式的或考慮不週詳的製劑其療效會減低，甚或無效，因此，護理師必須熟悉每一種療方，以使其發揮最大效用。

洋甘菊是具有多種治療用途的植物，是特別有效的舒緩劑。洋甘菊花浸液以燻蒸方式吸入時，有助於舒緩和清除鼻竇炎或支氣管炎；口腔感染時也可當漱口藥水；產後坐浴則有助於舒緩生殖器。洋甘菊花朵浸液也可以敷布方式使用，

敷在患者皮膚上時，要夠熱但不能造成疼痛，在包裹第三層羊毛布之前要先用其他的布蓋上，再以安全別針固定羊毛布來保持熱度，羊毛布上面再放個熱水袋可以增加溫暖，讓患者舒服地在床上至少休息半小時。這種敷布施作於腹部時，對多種新陳代謝和消化性的障礙都很有效。當出現痙攣或抽筋，像是消化不良腹痛或經痛的時候，洋甘菊特別適用。

相反的，檸檬敷布則需以微溫的水製備。敷於腳部和小腿，可預防發高燒時出現譫妄（急性意識混淆）的危險，或者用於預防兒童有熱痙攣的危險時。這樣的治療有助於避免習慣性地使用鎮痛解熱（paracetamol）類藥品，第10章會詳細說明常常使用這類藥品對健康的危害。

將敷布、精油或藥膏定期使用於主要器官上也有助益。將含有薰衣草和玫瑰油膏的溫暖敷布放在心臟上，可使焦慮時的心悸鎮靜下來，也可用於老年人的心臟症狀。在腎臟部位塗敷銅膏可使局部溫暖，並能恢復腎臟運作的和諧。肝區敷布也常會用在有肝臟問題時、或有憂鬱症的患者，以促進新陳代謝器官的活力。

人智學護理師都受過上述這些治療方式的訓練，包括準備過程和施作的技巧，這些對於只受過主流醫學訓練的護理師而言是很陌生的。護理師能透過實際操作來增進技巧，因

此會從工作中獲得更多成就感。人智醫學護理師除了和患者直接接觸外,也可直接接觸治療材料,像是用來製備藥物的植物等等。

在人智學醫院和診所中,護理師也是以醫師所開立的處方來投予藥物。人智學護理師除了具備這方面必要的專注和精確之外,還需培養出對這些醫療材料品質的虔敬和深刻感受。護理師並不需要像醫師一樣具備開立處方的詳細知識,但很重要的是,他們要瞭解一些基本原則,以便有效地使用這些藥物。不論治療是涉及到給藥、使用精油,或者是其他技術,護理師對外能全力以赴正確執行任務,自身內在也能專注於所使用的材料品質和治療的本質。

護理師與團隊工作,以提供全天候的照護,因此,在治療上的連貫與一致也都要仰賴彼此之間準確又有效的溝通。護理師扮演溝通者的角色,再加上對患者的長期觀察,因此能在醫師和患者的會談中提供協助。醫師所說的話,患者通常都要聽好幾次才能完全理解,這時護理師正好可以透過他們與患者所建立的密切關係,為患者作更詳細的解釋。同樣的,有時候醫師應該要知道的事,透過護理師反而可以更容易與患者討論,再巧妙地將訊息傳遞給醫師。這種活生生的溝通任務,也適用於與其他治療師工作,例如,和醫師一樣接觸患者時間比較短的療癒按摩師,或藝術治療師等,護理

師都能隨時掌握患者的身心狀態並知會治療師，並會確保治療期間不會妨礙患者的日常作息。護理師與患者這種密切的接觸，也可以在患者和親友不容易溝通時從中協助。

　　人智學的護理師要達成的中心任務，就是將數種個別的治療統合在一起而形成和諧的整體，不會因溝通不良而彼此衝突。人智學方法旨在使護理師每項工作都能和諧的人性化，想要將因為技術專科化而喪失的「與病患個別接觸」再度恢復，在每項工作中都帶有覺知和崇敬，因為護理任務不只是看顧躺在病床上的一個身體而已，而是具有心靈的一個人。

10. 兒童疾病

從胚胎到童年時期，人的「靈」（spirit）都會參與身體的形塑過程，而身體就是靈性生命在地球的載體。從胚胎到出生，還有生命中最初幾年，這個靈性參與塑形的活動進行得最旺盛，這是生長和成熟的高峰期。這時期，進食和睡眠佔嬰兒每天生活的大部份。遺傳和環境因素都會透過剛形成的身體來影響幼兒，這些影響作用在初生時相當強烈。而「靈」入世到身體裡面，身體在某種程度上則算是外來物，「靈」必須逐漸把身體變成自己的，尤其是在最初七年要重新塑造身體，這可以比喻像適應新鞋那樣。

兒童期的第一個七年，會以換牙作為結束，這就是重塑過程的一種戲劇性表現。牙齒的琺瑯質是人體中最硬的物質，而且往後也不會再更新，只有這一次身體組成的更新是包括牙齒的。兒童期的第二個階段會持續到十二到十四歲的青春期。第三個階段則會持續到十八到二十二歲的成年期，這個時候才算身體的成熟。身體發育的三個階段，都伴隨個人整體的發展和改變。

換牙之後，原本參與重塑身體的生命成形力量（乙太力），會釋放一部份出來，特別是從神經感覺系統釋放出

來，這些釋放出來的乙太力就被用來做為心智創造力，運用在閱讀、書寫和算術等學習。這時候才能開始進行嚴謹的教學，來取代之前的模仿學習階段。乙太身的解放，是孩子從依賴父母邁向獨立過程的一大步。由物質身主導的第一個重塑階段，在進入第二階段後則改由乙太過程來主導，因為乙太過程也是療癒和新生過程，所以第二階段通常是人生中最健康的時期。

青春期會有性衝動和情緒動盪的覺醒，從人智學觀點，這是之前被束縛於生長發育過程中的星辰身覺醒了，或者說解放了。而在這第三階段，孩子會強烈要求個人獨立，但他們還未發展出責任感，責任感通常要到有了「吾」（ego）的覺醒後才會出現（大約在十八歲到二十一歲）。一般都認為，所謂成人的權利和責任就是在這時期形成的，並不是在十多歲性成熟的時期。

從上述可以發現，唯有當物質身在出生時完全獨立，之後七歲左右乙太身才會「誕生」、十四歲左右星辰身誕生，和二十一歲左右「吾」的誕生。發生的年齡不是絕對值，每個人的成長路途也差異很大。另外，這並不表示幼兒沒有乙太身、星辰身或「吾」，「誕生」是表示這三個「身」在不同年齡時，從生長和成熟過程的無意識活動中被部分解放出來，而逐漸在個性中顯現。舉例來說，青春期前，星辰力量

和生殖器官的成熟有密切關係；青春期開始之後星辰力量就會喚起強烈的情緒和慾望，並產生自己做決定的決心。

因此，人智醫學發現童年時期（尤其是在最初七年）的疾病所扮演的角色，和主流觀點截然不同。物質體的結構得以重塑（remoulding）乃因持續地分解和重建，像是在發熱的疾病期間，所有的新陳代謝過程都會加速，而高溫則是提供一個更強烈重塑的特別機會。發燒通常伴有體重減輕，這反映出分解過程占優勢。很多細心的父母和教師都注意到，兒童在經歷這種發熱疾病之後，看起來都會比較成熟，比生病前更沉靜且不容易生氣。

幼兒經常會有發熱性的感染，尤其是在進入遊戲團體或幼兒園之後。一般都認為，這是因為初次接觸人群攜帶的細菌和病毒，所以需要為他們強化免疫力。孩子剛出生不久時，尤其哺餵母乳的孩子，是受到母親的免疫力所保護的，但時候到了，幼兒還是必須發展自己的免疫力。尤其是出麻疹時，會深度活化免疫系統並產生更多抗體。以前，兒童在患麻疹時，醫師都認為是免疫系統開始成熟，他們都會告訴兒童的父母說，一旦麻疹康復後，當兒童再有一些小病痛時，會較有抵抗力。而現在，所有主流醫學的醫師都主張全面性的預防接種，來預防像麻疹、腮腺炎和百日咳之類的主要兒童疾病。

雖然醫師也承認幼兒上學後常發生的咳嗽和感冒，是因為免疫逐漸成熟而不是健康惡化的徵兆，但還會開立消炎止痛藥來抑制發燒，以及使用抗生素來殺滅細菌，這種現象就是罔顧事實。事實是，百分之75到80的病例，都有能力克服這種感染，只有少數才需要藥物治療。

　　後來也發現，使用藥物會妨礙身體的自我療癒過程，抑制發燒甚至會削弱這些療癒過程。醫學界從1940年代和1950年代開始廣泛使用抗生素來治療感染，從那時起，醫師也逐漸察覺到很多疾病是由異常的免疫反應所引起，但很少主流醫師會質疑這兩個現象是否有關聯。異常反應可能會以自體免疫的方式呈現，也就是免疫系統會攻擊身體本身的組織；或者是會對外來物質產生過度反應，而以過敏呈現。

　　舉例來說，花粉熱就是花粉進入眼睛和鼻黏膜時，免疫系統的過度反應。一般認為，氣喘也是由這類機轉造成的。儘管控制氣喘的藥物越來越強，但氣喘卻越來越常見，使許多兒童和成人生命垂危。免疫系統受到破壞的一種新病——後天免疫缺乏症候群（acquired immune deficiency syndrome, AIDS），也可能與濫用抗生素及鎮痛解熱藥物而削弱免疫系統有關。

　　免疫系統中，最重要的就是區別外來物質和自身組織

的能力，我們只能透過高度發展的自我本體感（sense of identity），再往下擴及分子層級來得到這個能力，因為免疫系統要能夠區辨自身組織和無機物質、來自植物及動物的物質，來自其他人的物質，而這種能力會因人而異。兒童時期，吾（ego）作用於使物質身成為己有，並在遺傳特質上留下本體印記，與此同時，免疫系統也逐漸成熟。兒童期的發炎性感染能提供一種特別的機會，以便個體特性可以深層烙印在身體物質中，發燒時的溫度就像是熔化信件封蠟的溫度，讓戒指圖章可以烙印上去，以作為個人身份的記號。

因此，抑制感染的自然過程雖有短期的好處，但也會有不良後果。同樣的道理也發生於接種人工疫苗來預防麻疹、腮腺炎和百日咳等的疾病，這些通常都被認為是兒童期的典型疾病。如果在幼年早期，吾（ego）無法把身體變為己有，於是某個外來元素就會終生存在。外來物質和外來過程將來會成為硬化或退化疾病的特徵，可以預期的結果是逐漸對免疫系統發展造成干擾。柳葉刀醫學期刊（Lancet）所發表的一項研究，顯然就支持這種關聯性，研究發現罹患麻疹時若發出紅疹（亦即疾病發展完整）的兒童長大後，其癌症和退化性關節疾病的發生率，會比未發出紅疹的兒童還低。（註1）像癌症、心臟病發作和中風之類的硬化和退化疾病，是西方國家中的主要死亡原因，而這些國家的孩子都必須按常規

接種麻疹疫苗，這可能並非巧合。

人智醫學提供多種藥物，來刺激及支持身體自身對感染的療癒反應。舉例來說，依順勢療法方式製備的顛茄（belladonna）或銀（argentum），就可以用來緩和高燒而不會完全抑制發燒，這對於有熱痙攣危險的病例，或者是高燒使兒童出現譫妄時，都特別重要。用在小腿和腳部的檸檬敷布，也可以控制發燒。兒童的感染大都不需使用抗生素或退燒藥就能康復。當感染更嚴重時，可能就需要抗生素，例如發生細菌性腦膜炎之類的嚴重疾病時，使用抗生素就是挽救兒童生命所必需的。

礙於篇幅無法詳細解釋各種兒童疾病，但有很多都是需要就醫的。但是以下一般的身體不適情況可以使用家庭常備藥物來處理。（註2）

長牙通常都會使幼兒非常不舒服，讓嬰兒咬一些硬的東西，以及把洋甘菊D3藥片溶於一茶匙的水中每幾個小時餵食一次，通常都能舒緩不適。也可以使用薇莉達公司（Weleda）的漱口水按摩牙齦。

感冒可以使用鐵磷複合錠劑治療，也是溶於一茶匙的水中來餵食幼兒。（註3）

中耳感染通常都會很疼痛，因此應該去看醫師，但通常

都不需要用到抗生素。以溫熱的洋蔥敷布敷在耳部，並依處方給予Apis/Levisticum之類的藥物。在製備敷布時，把一般大小的洋蔥搗碎，包裹在一塊布裡，並放在熱水袋上加溫，再以毛質圍巾或保暖帽固定在耳部。如果幼兒年紀夠大可以配合的話，就可以讓他把頭部的患病側靠在熱水袋上，以保持敷布和耳部的溫熱。

喉嚨痛的治療方法則可以用鼠尾草茶或薇莉達漱口水來漱口、吸吮鼠尾草粉，或服用辰砂／黃鐵錠劑。同樣地，大多數病例並不需要用到抗生素。

幼兒通常都很依賴其他人的照顧，特別是母親，唯有透過模仿，幼兒才能學會站立、行走和說話。幼兒對環境的依賴性和敏感度，就表示他們很容易受其他人的情緒和態度的影響，尤其是父母。他們也會被來自周遭世界的感官印象強烈影響，因此，人智學醫師會強調自然和有美感的環境對幼兒的重要性。而讓孩子玩天然材質做成的簡單玩具，來鍛鍊他們的想像力也很重要，這些都需要幼兒的主動參與，來把簡單的材料做成汽車或娃娃。而不是給他合成材料的玩具，因為這些都是實物的複製品，比較不需要想像力。

意識對身體具有破壞作用，但這種破壞作用在睡眠時會明顯減少。孩子在白天時則是處於夢幻狀態，像創造性的

遊戲和綺想（fantasy）都是介於完全清醒和睡眠之間的夢幻狀態，因此對身體產生的分解破壞作用比較少。尤其是童年最初七年，健康的發育需要由建構與合成作用來主導，只有到了六、七歲時，乙太力量開始參與生長及神經系統發展，而神經系統是較屬於體制教育的智力學習所使用的器官。在此之前，兒童應該要玩的是創造性的遊戲，日常實務性的活動像是烘焙烹調，以及藝術活動像是繪畫、歌唱和優律思美等，對孩子說富有想像力的故事也很有幫助，這就是魯道夫·史代納學校（亦稱華德福學校 Waldorf school）所採取的方式。如果孩子的身體還沒準備好，就鼓勵他們學習閱讀、書寫和算術，即乙太力量在物質身的建構尚未完成之前，就被召來為這種智力學習做服務，這將會削弱兒童的體質，導致倦怠、注意力無法集中、頭痛、反覆感染，以及將來長大後易有退化疾病傾向。提早促使孩子發展智力會造成早熟和早衰過程，對孩子的危害是終其一生的。

兒童從六、七歲才開始真正學習閱讀、書寫、算術和外語，一直到十四歲左右時，都應該盡可能採取富想像力和藝術性的方式來教導。透過想像和創造性的活動，來平衡並避免具有分解破壞作用的抽象式思維所造成的身體負擔過度，也有助於孩子長大後成為平衡的人，除了有清晰的思維之外，還能具有創造力及成熟的美感。這種教育方式的研究

是從1920年的史代納學校開始，之後成為全世界盛行的華德福學校。儘管國家的主流教育早已認同自然平衡學習的重要性，也就是兒童以主動參與的方式來自我探索，但還是普遍存在著兒童越早學習讀寫越好的短視觀念。

兒童自然發展的教育方式，是人智學醫師視為預防醫學最重要的元素，適當的教育方式對童年期和成年期的健康都有極大貢獻。前文已說明心魂失衡為何會造成疾病，而華德福學校的教師旨在發現這類傾向，並在初期就協助孩子和諧的發展。過度緩慢和夢幻的孩子所需要的教育方式，會與智能早熟和過動的孩子截然不同。人智學醫師會就各種情況跟教師共同研究，從預防醫學領域來支持教師的工作。

人智醫學對治療兒童疾病的主要貢獻，是來自於對童年發展的理解，童年時期是「吾」（ego）重塑物質身的人生階段。父母、醫師和教師都要協助這個重塑過程，以便讓孩子的身體能發展為一個健康的載體，並終其一生為「吾」所用。醫師在病程中對兒童療癒力量的支持與協助，具有終生的影響，然而，父母及教師的愛心和明智的照護，對兒童健康的影響甚至比醫療還更深遠。因此，醫師在兒童發展過程中所扮演的特殊角色，是父母和教師的醫療顧問。

11. 內在發展

生長和發展在童年期是顯而易見的，特別是物質體的變化是如此戲劇性的，然而，這種發展會持續終生，儘管外表上不太看得出來。人從三十歲就會出現明顯的體能衰退，但是心靈的成長未必會衰退。從人格就能看出，我們的內在成長是隨著成熟的過程而越來越能掌握。而透過人智學更能瞭解如何對人格成熟負起責任。

生命中出現的許多危機或問題都是發展的機會，因為生命具有強烈的個人色彩，而且生命史的變化影響著每一個個體，所以這些挑戰可能對某個人而言是很獨特的，但對其他人來說卻是稀鬆平常。在生命中有某些特定階段是靈性和心理發展的典型時期，若能瞭解這些階段，那麼當問題出現時就越能妥善處理。

成年期的第一階段是二十幾歲時，大約是21歲到28歲，容易受到情感和情緒的強烈影響，而這些都是在青春期就被喚起的。這段期間會開始追尋生命的認同和方向，也可能尋求生命中的伴侶。這時期通常都精力充沛，通宵狂歡完全沒問題，毫不畏懼地渴望搭便車環遊世界。這個階段通常也是開始成家立業的時期，是尋找適當工作和適合伴侶的過程，

同時也是發現自我以及尋找生命價值和目標的過程。

下一個階段大約是從28歲到35歲，通常會出現較嚴肅的意見，此時生命方向就比較明確，可能早在二十幾歲時就規劃好的事項，在此時期變得更加重要。青春活力開始不是無限度了，如果還想以二十幾歲時的生活方式過活通常就會生病，像是精疲力竭、焦慮或輕度憂鬱等，這迫使人們體認到自己應該更認真維護生命中的優先事項，並嚴肅的去落實，生命不再是一場遊戲。這時也有必要對工作加以整頓以達成目標，說不定還要持家。生活越來越忙碌，必須將各種需求加以平衡，尤其是家中有幼兒要照顧的人。21歲到28歲這段期間的特徵是由心魂主導的情感領域，人智學稱之為「感知心」（sentient soul）；28歲到35歲期間則和實務智能的應用有關，稱之為「理智心」（intellectual soul）的階段。

到了下一階段，大約是35歲到42歲，一般人通常已能駕馭其工作需求，甚至已經達成生涯目標。然而，人們在這個時期卻經常會有糾結和疑慮，對於自己是否應該在往後的20或25年繼續同一個工作產生懷疑，並對長久的關係狀態產生厭倦。另外，可能會對生命的意義提出更深層的問題，這代表著對迄今的生命更為靈性的評量。人們會有這類疑問，都是因為對行動的意義有了更客觀性的評價和覺知，並且也和心魂的第三個部份「意志」有關。35歲到42歲期間，稱為

「意識心」（consciousness soul）的階段。

體能衰退的情況，在42歲到49歲時會變得更明顯，其中最顯著的就是女性的更年期。這個階段的挑戰就是要融入更廣泛的需求和興趣，把眼光放遠去超越自己生涯中已達到的成就，或者在子女長大成人離家後再度找到自己的全新角色。越能確認自己的需求和對他人的關心，就越能提升靈性。這種個人發展，在物質身逐漸衰弱的同時卻帶來某種程度的內在自由。

接下來49歲到56歲的階段，就要看個人是否能夠繼續發展，若只依戀著過往的成就，必然會帶來痛苦的感受，例如，在工作中，經常會感到越來越受後起之秀的威脅。其實年紀大的人，與其因為恐懼競爭而想對年輕人扯後腿，倒不如讓自己當年輕人的良師和恩人。

在56歲到63歲之間，當退休逐漸逼近時，上一個階段的感受會更深刻。因為想到了死亡而對價值、優先事項以及人生成就產生疑問。年輕時期所累積的智慧和理解，會影響到年紀大時處理人生難題的能力。每個人過了六十三歲，尤其是七十歲以後，實現人道的慈悲比個體發展更為重要。老年人所過的生活，可能會有很大的差異性，有些老人即使身體退化，但還是很有創造力而且內心保持很活躍，但是有些老

人的內心卻屈服於衰老的身體。同樣的，這也和年輕時每個階段所達成的發展非常有關係。

從出生到死亡的生命旅程中，人們不斷地進行內在發展的過程，即使我們通常沒有覺察到這是多麼重要，但日常生活所面臨的各種狀況就是在要求我們自我學習。自古以來，就有專門訓練內在發展的方法，有些還能直接覺察靈性境界，例如，古埃及就有傳授這種知識的學校，導師選定某個學生，教導他透過一系列艱難的內在修練來淨化心魂。這種訓練通常必須脫離日常生活而在神殿秘密進行。透過靈性覺知所獲得的洞見，通常用來助益整體文化而不是個人，例如，耕種方法就是經由這種方式發現及進步的。

不同方式的內在發展已經進行了幾世紀，特別是透過宗教團體。基督教徒在中世紀時就建立了修道院和修女院，他們在那裏堅守誓約地進行嚴苛的靈修。但是，從古埃及神殿學堂到後來的基督教靈修已經有顯著的變化，在人類演化的過程中，不只是人的物質形體已經受到影響，連意識也已經改變了。在基督紀元以前，人類的「吾」（ego）尚未發展到足以進行內在自我開展，因此，古埃及時期的靈修訓練，要求學生需完全服從導師所做的安排以便最終可以獲得靈性覺知的能力。

從基督紀元起，人類的「吾」（ego）變得有能力進行自我發展，只要透過自己的努力，就可以得到靈性覺知力，此時就需要某種新的內在訓練過程，來配合已經產生變化的「吾」。這種新途徑本來就存在於基督的生命和教義中，但必須經由人道來發展，祂的教誨必須透過人的意識所能理解的方式來詮釋。人智學就具備適合這個年代的訓練方式，但礙於篇幅故本書不詳述，有興趣的讀者可在史代納所著的《關於高層世界的知識》（Knowledge of the Higher Worlds）一書中詳讀。人智學社群所屬的靈性科學學校也提供內在訓練的指導。

在古代，這種訓練都是由挑選出來的少數人以非常秘密的方式進行，而學生則是扮演被動的角色。時至今日，接受內在訓練的學生要有主動積極的動機，因為這是自己決定要對自我發展負責。他們應該隨時保有自由，而不是屈從導師的意志。每個人都能參加人智學的訓練，而且不用脫離日常生活，相反的，甚至希望日常生活能幫助學生融入得更深入。

接受這類訓練的人，不可對直接的靈性覺知存有幻想，這要到非常進階的層次才能完全達到。第一階的靈性覺知，是乙太世界中的意識，也就是成形力量的領域。更進一步的發展就能產生對星辰世界，或者說心魂世界的直接覺察。而

第三階段則是「吾」的意識。物質世界的意識和靈性世界之間的界線，可以看成一道門檻，在出生和死亡時都會跨過這道門檻，也就是我們的覺知進入物質世界和離開物質世界的時候。

每個人都有潛在的靈性覺知器官，而發展靈性覺知就需要強化內在，以便能在活著得時候跨越這個門檻並且還保有意識。人智學醫師都必須認識這個門檻，也就是如何跨越以及意外跨越時會產生的結果，以便能更加瞭解當代越來越常見的精神症狀，和焦慮、成癮以及反社會行為等。

12. 精神病學

　　人智學醫師看待疾病成因是超越物質體症狀的，「吾」（ego）和星辰身也涉及疾病的形成，在治療時也要同時考量這些因素。反過來說，在心智疾病方面亦然，心智和情緒的症狀，要從物質身和乙太身去探究成因。史代納給醫師的第一個演講，就提出這種挑戰性的哲學觀念，他指出，心理治療用於治療物質體疾病最有價值，而心理疾病通常都需要醫藥治療。

　　我們都知道，發展出更高層次的意識可以使我們直接覺知靈性領域。第一個階段是對乙太世界（生命力量成形的世界）的覺知。這些強大的靈性力量能驅動物質身的建構和更新，這是一種與物質轉化有關的持續過程。當我們處於一般的物質身意識時，是無法覺知這些乙太過程，但是當透過乙太意識來覺察時，對實像（reality）的印象就會強烈許多，比物質身意識的感官覺知還強大。有些時候，心智疾病患者就會出現這種特徵，尤其是某些精神分裂症患者的幻覺和妄想，往往會比其物質身的感官印象還更強大。

　　人智學醫師可以瞭解這類感受與靈性覺察之間的關聯性，而將精神分裂症患者的感受視為病態。已經發展出靈性

直覺力的人就具有內在力量，能靠意志驅除這類感受並只專注於物質世界。精神分裂症患者通常都會受制於這類感受，而無法和物質世界正常連結，總是會把來自兩個世界的意識，或者說是門檻的二邊相互混淆。

主流的精神病學，心智疾病包括了精神病和精神官能症，精神病通常都比較嚴重。精神分裂症和躁鬱症都屬於精神病，患者經常會出現妄想和思維障礙，卻可能不知道自己生病了。而另一方面，精神官能症則包括焦慮、某些類型的憂鬱、強迫症和恐慌症，這些都會使患者感到心神不寧和深層的不舒服，但思維和理解力都還算完整，患者知道自己出了問題，因此會比精神病患者更關心病情。

精神分裂症的二種主要症狀就是妄想和幻聽。精神分裂患者典型的妄想，就是他們的思維和感受會直接影響外在世界。比如說，患者可能正覺得生氣，接著聽見新聞報導有些人因為火車事故喪生，就確信是因為生氣才造成此事故。另外，精神分裂患者還可能覺得外界的過程會讓他們產生想法。舉例來說，他們可能會認為附近建築物裡的政府機構迫使他們思考某些想法，或者是其他人把想法灌輸到他們腦中。妄想的另一個典型例子，就是會認為從報紙中得知的消息是在講他們，儘管其他人都知道完全沒有關聯，這種症狀和所謂偏執性妄想症有密切關係，也就是患者確信其他人都

在背地裡談論自己，而且都是負面的批評，並認為別人可能密謀毒害自己。

幻聽通常是患者聽見不在現場的人談論他的事情，這個聲音在談論著令患者不舒服的事情，甚至還可能會激起患者自殘的念頭。精神科醫師通常把幻聽解釋為患者以為自己的思維是他人的想法。在正常情況下，我們的感受是從外在世界完全獨立出來的，也就是有自己獨立的想法，我們可以感受到自己和世界之間的界限，於是我們的思維可以不受外在因素的影響，而世界也不會受到我們的心智直接影響。而上述精神分裂的症狀就顯示這種界限已然崩潰。

當患者以為自己的思維好像是屬於別人的時候，表示其內在和外在之間的界限已經偏移了，所以思維被留在外面，接著，患者的思維過程就會被外在物質世界的因素和影響所接管，並喪失正常的本體認同感。如第4章中所述，自我意識、自由意志、省思和本體認同感都是人類靈性的特徵。靈體本身雖屬永恆，而且不會生病，但精神分裂症患者喪失本體認同感和自由思想，表示疾病已直達患者內在的核心，靈性對星辰身、乙太身以及物質身的統整和諧已被扭曲了。

持續建構並維護物質身的乙太力量，顯然是在物質領域中運作。如前所述，當感覺器官和神經系統完全成形之後，

就不再需要這些乙太力量的全心投入，於是被釋放出來的乙太力就能使用於思維活動。但是，身體的其他系統，尤其是新陳代謝部位需要有活躍的乙太力量持續在器官內進行物質轉化，所以乙太力應該一直參與新陳代謝和節律器官內的活動直到死亡為止。當這些活動遭到破壞時，就會出現幻覺或其他嚴重心智疾病的症狀，這表示本來應該在某個新陳代謝器官或節律系統中全力工作的乙太力量，慢慢不受控制，進而入侵到思維活動中。

神經感覺系統的器官所釋放出來的乙太力，剛好能用來提供自由思想；然而，來自新陳代謝和節律系統的乙太力是如此強大以致於淹沒了心智過程，乙太力量所創造出來的幻覺，比物質世界的感官印象更真實，如此一來，就失去了正常區分內外事件的能力。所以，當這類心智症狀出現時，就應該要檢視新陳代謝和節律系統的器官內的乙太身和物質身之間的關係，但通常是器官的乙太活動變化引發疾病，而不是實質的物質體變化引起疾病（雖然高燒引起的物質體變化也會出現類似的意識改變，或某些迷幻藥的毒性作用也會如此，因此使用這類藥物可能誘發精神分裂症）。

精神分裂症的症狀，通常令人很不舒服和干擾，偶爾有些患者卻對此產生像吸食迷幻藥般的依戀。他們會被幻覺制伏，甚至喪失自由和本體認同感，更極端的情況是完全無

法對自己的行為負責。當他們已經無法自我照顧時，精神科醫師就必須負責直到患者康復並恢復正常的生活。患者是否會造成本身或他人的危險，則是評估是否強制住院治療的基準。

急性精神分裂症需要使用藥物，而非心理治療的方式，至少在第一時間是如此。急性發作時，諮商或心理治療的效益通常很有限，只不過能讓患者稍微感到被瞭解和支持而已。試圖分析妄想或證明妄想不真實，通常都於事無補，只會讓患者更心煩。此時，人智醫學的作法會提供各種藥物，將乙太力和應該被活化的器官重新做連結，例如，銻就具有這種作用，醫師依情況使用順勢療法勢能化的藥物為患者注射。通常，至少在短期內，也必須配合使用主流的精神科藥物。初期治療之後，再使用藝術治療、優律思美治療和雕塑治療，幫助患者恢復平靜，並進一步協助乙太力量與相應器官的重新連結。

患者在急性發作時可能會有戲劇化的感受，而且可能會處於極度興奮的狀態。但罹患嚴重精神分裂症多年的患者，經常會停留在「油燈枯盡」的情緒狀態，一點幹勁都沒有。這似乎是產生戲劇化症狀的乙太力已經耗盡，患者只剩空虛的情緒及枯竭的精神。這類患者統稱為「精疲力竭型精神分裂症」，初期療法雖偏重在藥物，不過藝術治療能把色彩帶

進他們晦暗陰鬱的內在，對於這個階段的治療很有幫助。另外，在急性發作後和患者詳談發病歷程也會很有助益，藉此能幫助他們瞭解疾病本質，較不會輕易復發。

就如同物質身由各種不同器官所組成，乙太身也區分成不同部份，並分別和身體器官有密切關係。可以依心智疾病的不同特徵，來確認出和某疾病有關的器官，因為特徵都會指向與該器官有關的乙太力。史代納確立了與心智疾病有關的主要四個器官，也就是節律系統的心、肺，以及新陳代謝系統的肝、腎。

身體每個器官中的「吾」（ego）、星辰身和乙太身都很活躍，但各個器官中四個層次的相對活動力卻不相同。如第四章所述，已知「吾」是透過溫暖（火元素）來表現，星辰身是透過氣態（風元素）表現，乙太身是透過液態（水元素），而物質身則是透過固態（土元素）來表現。因此，如果某個器官的特性和水元素有關，就表示這個器官中的乙太活動佔優勢。

舉例來說，肝臟有明顯的流動性，表示它是乙太活動的中心。肝是半液體，形狀受到周圍結構的影響，器官本身持續有各種體液流過，其中有輸送血液的動脈和靜脈，還有淋巴和膽汁的管道。肝臟也是身體中唯二有靜脈進入又離開

的器官之一（供血液流進和流出，輸送富含二氧化碳而低氧的血液）。這種濃度的二氧化碳以及低濃度的氧都和植物性生長有關，植物利用二氧化碳來產生糖，並以澱粉的形態儲存，而肝臟則是身體最主要的糖類倉庫，以肝醣的形式貯存糖類，亦稱為動物澱粉。肝臟和植物一樣，其大量的生化過程中是由建構合成作用的活動佔優勢。肝臟並有中和毒素的功能，通常是添加某種成份（通常是糖類）使毒素變得無害之後在將其安全地排出體外，而不是以分解破壞毒物的方式來處理。

肝臟主要的合成過程中有個特殊例外，就是膽汁的生成和在膽囊中收集膽汁。膽汁是透過分解血紅素這種血液色素而產生，膽汁先乳化脂肪，然後身體才能再進行消化吸收，這種分解活動與火元素和「吾」（ego）的活動有關（被吸收的脂肪是體內熱量值最高的成份，可以稱為「濃縮熱能」）。而且，肝臟做為體內合成作用和生命活力中樞，再次由其強大的再生能力證實了，如果切除四分之三的肝臟，其餘四分之一還是足以肩負整個器官的功能，並且終將恢復其原來大小。

只有強大的建構力量不代表健康，還需要有分解過程來平衡。過度的合成作用也會致病，乃因儲存過多的物質卻沒有分解足夠的物質提供身體所用。肝臟的合成過程如果沒有

受到「吾」（ego）和星辰身的分解活動的控制，就會引發類似土元素的沉重感，從非常細微的層面而言，這就是憂鬱症的基礎，沉重呆滯使肝臟的液體流動性卡住了。此時肝臟未必具有可檢測出的變化或實質性的疾病，因為變化是發生在肝的乙太之中而非器官實質。不過，肝炎等嚴重的肝臟疾病，經常都伴有憂鬱狀況。

夜間睡眠修復期進行到三點時，肝臟會以較多肝醣的形式來儲存糖，三點以後，就會開始分解肝醣為葡萄糖，提供日間肌肉進行身體活動所需。很多憂鬱症患者都會在半夜三點左右醒來，出現心理的極度痛苦和煩躁，並難以再次入睡。值得注意的是，很多被認為治療憂鬱症有效的主流西藥，都涉及了加強身體分解代謝過程的作用，例如，抗憂鬱劑大部份都對分解代謝胺具有促進作用。依此看來，剝奪睡眠可阻止過盛的建構過程，而能暫時減緩憂鬱。同樣地，劇烈運動會增加肌肉中糖的燃燒，所以也能緩解憂鬱。

肝臟的另一個功能——生成膽汁，則和相反的精神狀態躁症有關。躁症不像憂鬱症那麼常見，但經常會伴隨出現。憂鬱症患者會情緒低落、缺乏幹勁而且死氣沉沉；而躁症患者則是內在輕快，爆發幹勁，過度活躍，彷彿生命無限寬廣。憂鬱症患者的思維流動會變得遲鈍；而躁症患者則思維加速。憂鬱症患者的心情就像一灘死水；而躁症患者的心情

則是熱情過火。

強迫症患者的特徵是，某種固著的想法或重複的動作主導病人的生活。通常這類強迫性的思維都和汙穢有關，像是認為雙手碰過東西後必定會髒、疾病一定會傳給別人，這些都會造成患者強迫自己一直洗手的衝動。通常這類想法並非毫無根據，卻被過度誇大了，而且大多數患者都知道這種想法很荒唐，但卻無法擺脫，似乎這種想法變得堅固不已而無法被溶解。這種固著的想法和患者無法逃脫的情況，就顯示出堅硬的土元素特質。

乍看之下，肺臟本來就很自然的與風元素連結，似乎不會和土元素有什麼關係。然而，儘管肺這個器官含有空氣，但結構中還是有固態物質，像喉頭中堅硬的軟骨，以及環狀軟骨所形成的氣道等等。吸入肺部的空氣會透過最薄的膜與血液分離，從這種意義而言，肺應該是外在物質（土）環境得以真正接觸身體內部的器官。吸入的空氣有冷卻作用，使肺維持比身體其他部份還低的溫度，而這種冷卻的特質也是土元素的特性。肺臟和心臟一樣，都持續在動作，但心臟是被動收縮的。胸廓擴張、橫隔膜變平就能將空氣吸入體內，而肺部的彈性纖維則能確保肺部再次被動收縮以便呼出氣體。

我們能從很多疾病看出肺和礦物界的特殊關係以及容易產生硬化過程的傾向。包括因吸入含矽岩塵而造成的矽肺病，和肺塵症這種礦工常見的肺病。肺硬化經常會伴有復發性支氣管炎，或結核病等的長期感染，進而形成某些部位的鈣化。肺是平衡心魂和土元素之間的關鍵，心魂過度礦物化（固化）會導致想法固著和強迫性的行為；心魂缺乏礦物化的力量則會造成異想天開或好高騖遠的傾向，而無法腳踏實地，肺結核則會出現後者的症狀。結核病專科醫院在結核病盛行的年代，以院內氣氛愉悅著稱，而很多有天份的藝術家，都曾受這種疾病的折磨。

有一名在愛特伍德診所治療強迫症的46歲男性患者，從將近二十歲時就出現症狀。他被強迫想像自己的身體持續在老化，害怕牙齒會蛀光，總要花好幾個小時強迫性地清潔牙齒。他對牙齒的強迫行為，是因害怕身體衰老和退化所產生的恐懼。他曾接受多年的心理分析，對於症狀所代表的意義和為什麼會有這種問題，他都能高談闊論，但還是無法解決這些問題。他覺得自己一、二十歲時的生活很乏味且無法隨心所欲，就不斷的想與年輕女性交往用此來彌補過去的損失，可是在有魅力的年輕女性面前，又會顯得非常焦慮又羞怯。並且，他有個並不是典型強迫行為的特點：當他正在進行某件事時，像是正在刷牙或是吃東西時，若突然有人出

現，他就會不知所措或呆住而無法繼續。

這名患者體瘦頭大、面容削瘦憔悴，皮膚蒼白且有皺紋，體溫經常都低於攝氏35.5度。他會發出冷笑，有點憤世嫉俗，而且經常喋喋不休地講自己的問題。冷酷、蒼白、過度理智、頭部寬大又早衰等，都強烈表示神經感覺端的活動過度。而渴望異性和性接觸則可以看作是補償心態。

瞭解這整個圖像之後，治療的目的就是要將流動和溫暖帶入他的心魂，來中和或抵消其固著和冷酷。最初並沒有進行很多諮商或心理治療，而是著重在身體治療和藝術治療。他服用了多種與肺部或節律系統有關的藥物，並接受了優律思美治療和繪畫治療。至於他根深蒂固的冷酷，則併用檞寄生（參閱第13章）和熱源浴（參閱第8章）來治療，這些治療出現了戲劇性的效果。在療浴過後，他立刻全身發紅，固著行為顯著減少，社交接觸也變得較輕鬆自然，覺得四肢比較溫暖，體溫也升高到約36度。至於強迫症的問題雖然沒有消失，但較不常出現，而且也沒那麼嚴重。在愛特伍德診所時，他起初很難確定繪畫治療有效果，但後來還是決定以此作為長期療法。從開始治療的十年後，他已明顯擺脫強迫症問題，因此回想起來，藥物和療浴似乎都相當有效。

腎臟是與風元素、星辰身有密切關係的器官。腎臟的

外層是由稱為腎小球的杯狀細微結構所組成，是尿液生成過程的起點，它很特別的是，不只有一條動脈進入腎臟供應含氧的血液，而且還有一條小動脈把含氧的血液帶離。這種雙向的動脈連結和肝臟中所出現的雙向靜脈連結恰好相反。靜脈的血壓比較低，流得比較慢，含有二氧化碳，這就表示它與乙太身以及植物界有關聯；動脈血的脈搏強烈，而且富含燃燒糖類所需的氧，這表示它與星辰身以及動物界有關。，腎臟所產生的二種荷爾蒙：紅血球生成素和腎泌素，會強化腎臟與動物界和星辰身的關聯，前者能增加血液攜帶氧的能力，而後者則可以促進血管收縮素的生成來維持動脈血壓。腎功能要靠一定的血壓，如果在休克的情況下，血壓低於最低值，會造成很多種不良後果，腎衰竭就是其中之一。

　　整體而言，位於腎臟上方的腎上腺，與星辰身及精神疾病的關係更為密切。構成這個腺體中間部份的細胞來自於神經組織，在感受壓力時會產生腎上腺素，進而會出現心跳加速、顫抖和身體周邊冰冷等恐懼症狀。腎上腺的外緣能產生類固醇，其中一部份功能也和壓力有關，因為能保護身體避免受到過度壓力反應的傷害。性荷爾蒙的化學成份和類固醇有關，而且從胚胎學角度而言，生殖器官則是和腎臟系統有關。人智學對於腎的概念超越物質器官，而且包括與其有關的靈性活動、腎上腺以及某種程度的生殖器官。同樣，對於

肝的概念則包含體內全部的合成過程，雖然最主要的合成過程是在肝臟，但並非侷限於器官本身。

當患者出現嚴重焦慮和躁動的症狀時，我們就要想到腎臟和星辰身的關係。焦慮是一種單獨存在的精神問題，是很常見而又有憂鬱色彩的疾病，而且是精神分裂症的常見症狀之一。第4章所提到的三十五歲憂鬱症患者，就有明顯的焦慮及嚴重的睡眠問題，而且下半身非常冰冷，這些症狀很明顯和腎臟有關，因此給患者口服天然氧化銅的順勢療法製劑Cuprite D6，在腎臟部位塗敷銅膏，並進行芥末子足浴，及薰衣草和山金車的精油分散浴來治療其寒冷感。為了強化其生殖器官，她並同時接受稱為Menodoron的複方草藥（參閱第14章）和Argentite D10的皮下注射劑。而憂鬱症，則是使用一種稱為Stannum per Taraxicum（以蒲公英來勢能化的錫）的肝臟藥物來治療。

剛開始時她的焦慮很嚴重，所以初期著重於藥物療法，有時候也需要用一點主流藥物的鎮定劑；後來，則改採像是優律思美和繪畫治療等，她覺得這些療法很有效，特別是當她專注於畫夕陽、夜空和不同階段的日出時，覺得那些從亮到暗的過渡，能釋放某種固著的想法；而由暗漸亮，則能使本體認同和自我價值感逐漸增加。她能從嚴重焦慮和憂鬱症康復，顯然是她生命的轉捩點。

如同星辰身與腎臟有特殊的關聯性，「吾」（ego）則與心臟有關。「吾」通常都必須解決內在矛盾，例如，本能衝動和個人理想不能同時成立時，此時，「吾」會試圖協調心魂中對立的元素——本能衝動來自於新陳代謝系統端的無意識，理想則來自於頭端的意識推理。心臟則負有協調身體上下二端活動的任務。

心臟是節律系統的主要器官，位於胸腔，此處是頭端和新陳代謝端的交會點。心臟擴張（舒張）時會充滿，而縮緊（收縮）時則會清空，進而形成規律的脈搏。心臟也是循環的中心點——全身血液流向心臟，然後到肺部，要再次流向全身各部位前，還會先回到心臟。整個節律系統都和情感有關，而傳統上認為心是愛的象徵。

自然元素中與「吾」（ego）以及心臟有關的是火。儘管心魂會改變想法、情緒和慾望。但是「吾」能讓我們保持自我感，對我們的行動負責，並為人生指點方向，就這個意義而言是對過去和未來負責。人類的「吾」具有二種特殊能力——良心和勇氣，就可以反映出這一點，我們瞭解對過去要負起責任，是因為我們內在有個良心，而面對未來則是要靠道德勇氣。

也許就是因為靈（spirit）不能生病，因此心並不像腎、

肝和肺那樣會引起某種精神疾病。當良心和道德這兩種官能被扭曲時，反而會影響其他三個器官，造成疾病。良心應該是從過去的錯誤中學習的動力，但是若因為對過往的行為內疚到完全頹喪，就反而有害，內疚可以視為良心受到病態的扭曲，雖然它並不算是單獨存在的精神疾病，但卻是某些疾病的重要因素像是憂鬱。

另一種能力，勇氣，則給我們迎向未來的奮鬥力量，嚴重憂鬱時會喪失這種勇氣，此時患者因為深受過往的束縛，以致完全無法看到未來。接著，勇氣就可能會以一種扭曲、破壞性的盛怒來表現，此時意志力量就會強到連「吾」都無法控制。出現盛怒或暴力，雖然是躁症和緊張型精神分裂症的特徵，但出現在沒有精神疾病症狀的日常生活中，也會是問題。有些人容易對於過去所為，在盛怒和嚴重內疚之間擺盪，這特別顯示出需要「吾」（ego）和心的品質來使這種情況能變得適度與和諧。

從心臟入手的精神症狀療法，包括以順勢療法製備的金（aurum）；複方Onopordon，也就是混合了Onopordon acanthium（cotton thistle棉薊）、Hyoscyamus（henbane莨菪）和Primula officinalis（cowslip黃花九輪草）之類的藥物，這種組合代表分解力量和合成力量的和諧平衡。藝術治療也可以用來支持節律系統，並有助於恢復上下二端之間的

平衡。另外，療癒按摩也可以強化心臟的和諧活動。這類療法通常都會合併治療有牽涉到的器官，例如，如果患者除了憂鬱還出現嚴重的內疚，那麼就要同時治療肝臟和心臟。

有些主流藥物會對體內器官產生直接的生化反應，所以會有戲劇性的心理作用。各種藥物都有不同作用，但人智學醫師認為這些作用都會影響整個體質，包括「吾」、星辰身、乙太身和物質身。例如安非他命（或俗稱「速度」）使人產生快速的思維和活躍的行動力，但會傷害乙太身，進而造成缺乏生命活力和意志力；迷幻藥（lysergic acid diethylamide, LSD）則會產生強烈幻覺，這是因為乙太身從物質身輕微抽離所致；大麻也有類似作用，但沒那麼強烈；海洛因則會完全遮蔽任何內疚感或羞恥心，使「吾」（ego）在身體組成中被錯置，而導致星辰身受到本能衝動的支配。成癮會讓道德感蕩然無存，整個生命只繞著「再打毒品」轉個不停。

人的元素	自然元素	器官	精神症狀
吾	火	心（和膽囊）	盛怒、內疚（和躁症）
星辰身	風	腎	焦慮
乙太身	水	肝	憂鬱
物質身	土	肺	強迫

圖10

健康的內在發展可以引領靈性領域的強大體驗，包括，能覺知體內乙太力量和星辰力量的運作。就這種意義來說，更深層的自我覺知是真正靈性覺察的先決條件，雖然有可能是痛苦的過程。即使在有心理準備的情況下，一個人在意識到其心魂中的星辰力量時，通常也是一種駭人的經驗；而如果沒有妥當的準備就意識到，則會令人極度震驚。服用迷幻藥（LSD）剛開始產生的快感似乎很神奇，但當直接面對這些內在的星辰力量時，遲早會出現「惡性幻覺」。

　　有二個人智學中心專門治療毒癮，其一是在德國的埃爾森林市（Zeiben Zwerge），而另一則是在荷蘭的阿爾塔（Arta）（參閱聯絡地址的第2單元）。阿爾塔的工作人員發現，二十一歲以下的成癮者很少會下定決心戒掉這個習慣，因為「吾」（ego）的力量在此年齡才開始從無意識中部分釋放出來。治療的概念是基於成癮者的體質已因濫用藥物受到損傷。第10章所解釋的童年期各個階段曾提到過，乙太身、星辰身和「吾」是如何在每個七年結束時掙脫束縛而釋放出來，阿爾塔的治療計劃是以重現這些階段為基礎，來重新建構每一個身體組成層次。另外還發現，藥物和其他療法都要有社會支持的配合才有成效；任何方法單獨使用都不足夠。

　　第一階段的治療著重在物質身，也就脫離毒品。這都在小型農莊或小農場進行，會有五位工作人員和稱為居民的七

位成癮者一起生活，並進行治療。他們都有嚴格又規律的日常作息，並很注重身體的營養和勞動。他們有均衡營養的餐飲，而且規律從事園藝工作，或和動物一起勞動。這個階段通常都持續約七週，這段期間工作人員會給予很多指導和協助。

第二階段則著重在情緒的滋養。居民會搬到阿爾塔的主建築中過著社區生活，同樣也有許多工作人員同住，仍會被限制不能離開治療中心以避免取得毒品。這時會特別強調各種藝術治療、小組討論和個別對談。所有居民都要參與做家事，以便能再次熟悉日常生活的實務。其環境中有著類似七到十四歲的學校所提供的文化滋養，而且也會有工作人員的大量指導。

居民脫離毒品一陣子之後，情緒會變得比較脆弱，乃因其情感再也無法透過毒品來壓抑，這常常是起因於他們童年期所遭受過情感和文化的剝奪，此時期提供他們長期缺乏的文化涵養和情緒支持會有很大的助益。雖然他們在這個階段也會接受人智學藥物和療法，但是特別注重在團體經驗，他們會一起從事大多數的療癒藝術活動和日常工作。

下一個階段則是與十四到二十一歲的時期有關，治療重點轉變成強調個體責任和獨立性，每位居民每週都會和輔導

員談話，針對個別需求加以治療。因為必須再次做決定，所以居民都會感覺好像又回到開始使用毒品之前的那一刻。居民進入中心十二個月以上，才會進入與二十一歲到二十八歲的時期有關的第四階段治療，這個階段容許不用陪同，因此居民可以自行處理金錢。他們可以接受阿爾塔以外所安排的工作或訓練，並承擔治療中心幫助新進居民的一些責任。

　　儘管阿爾塔的治療計畫包含各種不同階段，但這些都不是固定僵化的結構。治療計劃會盡量從心靈來考量居民的個體需求，而不像一般以行為治療為基礎的勒戒中心，只是為了要處理不當的行為問題。基本上，行為治療式勒戒中心的成功率大約在10到15%之間，而阿爾塔採取理解病人所需的綜合療法則能夠達到52%的成功率。

　　如前所述，人智學醫師在治療有物質身體症狀的疾病時，除了處理身體症狀之外也會從星辰身和「吾」（ego）探究成因。而治療心智和情緒症狀或疾病，則是要基於理解物質身及乙太過程的失調。

13. 免疫力、愛滋病及癌症

　　免疫系統能保護身體，避免微生物和有害物質的侵害，確保生命過程能支配身體，而不會被外來生物體阻礙。皮膚是對外在世界的最大的屏障，而腸道和鼻肺呼吸道的內壁也能在食物和空氣進入體內時發揮屏障的作用。除了這些，還有免疫系統加以補足，免疫系統能在體內辨識出外來物質，並啟動一些過程來使其變成無害或摧毀這些外來物。

　　要辨認出何者對身體來說算是外來物，則需要具有能力來區辨人的物質與動物、植物、礦物等物質之間的不同，而且還要能區辨自身和他人的物質。免疫過程不僅是人類機體的守護者，而且也是每一個人獨特個體性的表現，因此也就是和「吾」（ego）的活動有關。和免疫系統有關的二個重要疾病——愛滋病（acquired immune deficiency syndrome, AIDS）和癌症，愛滋病患者因為免疫系統瓦解而使身體變得脆弱容易受到大量感染，這在一般人並不常見；而出現癌症時，正常細胞自己卻像是外來物，逐漸從體內暗中破壞身體。

　　皮膚這種對外來物質的外層屏障，對抵抗病毒和細菌極為有效，而且只有當某個部位受到損傷或削弱時才會失效。

當皮膚及有關的邊界構造都保持完整時，甚至連造成愛滋病的人類免疫缺乏病毒（human immunodeficiency virus, HIV）都無法侵入身體。皮膚雖然不必具有感知外來生命形態的能力，但卻具有與身體的神經感覺過程有關的多種特性，它對溫度、觸覺和疼痛都敏感，因此很自然就被視為龐大的感覺器官。皮膚也能透過標記來表現個人身份，例如，每個人的指紋都獨一無二絕不相同。

神經感覺活動的破壞作用，和與其對立的新陳代謝系統建構作用形成了二極性，這也可以解釋成死亡力量（神經／感覺）和生命力量（新陳代謝）。神經感覺系統使物質死亡的作用對於皮膚功能而言很重要；然而在皮膚深層與微血管緊密接觸的皮膚細胞則能快速繁殖。新生細胞向上遷移時會慢慢失去圓形外觀和細胞分裂功能變成扁平的細胞，其細胞質（細胞核週圍的部份）中則會充滿角質蛋白，細胞會因此硬化並在到達最外層時死亡，因其含有角質蛋白所以可以保持堅硬狀態。這類細胞提供我們一個堅固的障壁來面對外界。在需要長期磨擦的部位，像是腳掌，這層充滿角質蛋白的死亡細胞會變得特別厚。

要維持皮膚的健康，有賴於深層細胞活躍的繁殖活動和表皮附近細胞的死亡二者之間的平衡，很多皮膚問題，例如濕疹，都是因為這二種過程的失衡所致。當新陳代謝（生

命）過程佔優勢時，濕疹就會出現發炎性的潮濕階段，此時因皮膚失去硬化細胞的保護層，所以容易受到感染。而濕疹的乾燥鱗屑階段，則是神經感覺（死亡）過程佔優勢。腸道和部份生殖器等濕潤又有防護性的表面也具有繁殖層，當細胞向表面遷移時也會逐漸分化，但並不會產生角質化的外層。當這種細胞死亡過程失去作用，而遷移的細胞卻仍保有繁殖能力時，就會增加癌變的風險。子宮頸抹片篩檢可以檢測出外層細胞的分化，以便能在惡性病變發生之前就先行治療。

皮膚提供一種「非特異性防衛」以防禦外來物質。另一種非特異性免疫則是發高燒的能力，體溫從攝氏37度升高到39度，足以殺滅多種外來微生物，並能增進免疫系統的其他作用。白血球能吞噬和消化細菌及病毒，進而形成第三道防線。這類細胞（嗜中性球和巨噬細胞）也能移動到血管外，並經常出現在靠近皮膚和其他保護性體表的部位，不論以前有沒有接觸過的微生物這類細胞都可以進行攻擊，但其殺滅病毒的效果就沒有第四道防線那麼強，第四道防線就是為了對抗特定病毒而形成的後天免疫力。

稱為淋巴球的多種白血球，都和後天免疫力有密切關係。例如，B淋巴球產生的抗體能對抗特定微生物及其產生的毒素。而T淋巴球（因於胸腺成熟而得名）則能直接殺滅

外來的生物體，而且也能促進更多B淋巴球的生成，這類細胞都能針對入侵微生物的獨特化學結構而產生反應，一旦處理過某種感染，適合對抗該類型微生物的少量細胞就會保留記憶，當將來再次感染時，就有助於更快速產生特定的T淋巴球，而身體也就能對特定的疾病產生免疫力。

　　白血球吞噬和消化外來微生物的方式與消化食物的分解過程有密切關係，在每種情況時都會產生類似的酵素來進行分解作用。白血球「感知」外來物質的能力，乃因其活動是與分解性的神經感覺系統有關連。最近的發現顯示，免疫系統會被神經系統所刺激或抑制，而這種作用反之亦然。淋巴球也能影響神經系統，比如說透過誘發睡眠。目前普遍認為免疫系統與神經系統以及荷爾蒙生成的交互關係相當密切，因此經常稱之為神經—免疫—內分泌系統。

　　白血球中的T淋巴球具有搜尋入侵微生物的重要功能，並能啟動細胞發展以產生抗體，而且是克服新類型感染的關鍵。遭受人類免疫缺乏病毒（HIV）攻擊和摧毀的就是T細胞，這種病毒會慢慢滲入宿主細胞的遺傳物質中，並保持潛伏狀態，直到另一個病毒刺激受感染的T細胞為它進行複製，於是T細胞本身不能繁殖，反而是產生大量新的人類免疫缺乏病毒（HIV），這些病毒會在T細胞死亡時被釋出進入血液，再次吸附到T細胞，也會吸附到其他白血球和神經細

胞，因此這個過程接著又會以更大的規模重複。

人類免疫缺乏病毒（HIV）的另一個作用就是會造成多達五十個T細胞的融合，並使其失去作用。病毒為了避免受到抗體的完全摧毀，所以它不斷改變蛋白外鞘的化學結構，這會使第二次感染的人類免疫缺乏病毒（HIV）不會受到第一次感染的反應後所產生大量抗體的影響。不僅如此，每當患者的T細胞想進行複製來對抗後來的感染時，就會導致產生更多的人類免疫缺乏病毒（HIV），這樣不但對人類免疫缺乏病毒（HIV）無法免疫，而且還會形成後天免疫缺乏症候群（AIDS）。

人類免疫缺乏病毒（HIV）在人體外其實相當脆弱，而且容易被摧毀。由於它無法穿透皮膚，因此傳染僅能經由體液的交換來傳播。目前已知其可經由血液、精液或陰道分泌液傳染。主要傳染途徑為經由性交，因為體液會透過小傷口或擦傷部位互相流通，經由成癮者靜脈注射藥物時共用針頭、從受感染的母親血液到新生嬰兒，以及透過輸血，而這些途徑其實很早就已知會傳染病毒。

感染人類免疫缺乏病毒（HIV）的最主要現象就是T細胞的數量會大幅減少，基於補償作用於是B細胞就會過度活躍，但B細胞所製造的抗體並無法摧毀人類免疫缺乏病毒

（HIV）。身體所產生的抗體應該是要能防衛所有先前所接觸過的感染，但是因為缺少了T細胞，所以身體仍很容易受到新的感染。這表示，人類免疫缺乏病毒（HIV）陽性反應的成人會對常見的人類感染具有免疫力，但卻容易受到動物性病毒的侵害，可能會罹患卡氏肺囊蟲（Pneumocystis carinii）肺炎，這通常是會感染大鼠，或者是另一種會造成禽類結核病的禽結核分枝桿菌（Mycobacterium avium）肺炎，他們也很容易受到本來寄生在貓、狗和家畜身上的微生物所侵害。除此之外，本來是局部性的感染就可能會蔓延到整個胃腸道，例如，鵝口瘡（一種常見於兒童口部和成人陰道的感染）。

人類免疫缺乏病毒（HIV）可以潛伏一段時間，但是當惡化到免疫系統崩潰的時候，患者就有了後天免疫缺乏症候群（AIDS）。感染蔓延開之後，就會使身體變得非常虛弱疲勞，可能會受到感染的部位包括口、腸、肺所出現的各種肺炎，還有皮膚病，換句話說，身體的所有邊界都會受到攻擊。當人類免疫缺乏病毒（HIV）攻擊T細胞的遺傳物質時，可以說就是在攻擊人類個體性的物質表現。後天免疫缺乏症候群（AIDS）患者會出現短期發燒，這和其他類型感染所產生的持續高燒截然不同（這種發燒是療癒過程的一部分），AIDS患者的發燒情況比較紊亂，顯示出其「吾」（ego）無

法透過溫度來產生療癒作用，這可能是因為神經系統受到感染或是因為精疲力竭。後天免疫缺乏症候群（AIDS）患者在疾病後期會出現注意力不集中和短期記憶力弱化，這也表示「吾」（ego）的活動已經受到干擾，而且患者也無能透過手勢或臉部表情來表達，所以經常會看起來一臉茫然。

這些現象都表示人類免疫缺乏病毒（HIV）已經破壞了身體應該作為「吾」（ego）或靈性（spirit）之載體的能力，這在它們毒殺T細胞方面表現得最劇烈，因為人體遇到新的感染時，T細胞是區辨自身和外來物的關鍵角色。這就表示人類免疫缺乏病毒（HIV）是一個破壞者，破壞人體的免疫系統，而免疫系統是人類個體認同的物質體守護者，HIV不僅會干擾體內「吾」（ego）的活動，而且還會使身體容易受到許多在動物才會出現的疾病所攻擊。

如第2章所述，當身體某個部位的細胞，再也無法根據相關組織的正常活動來限制其生長時，就會產生癌症。當這些細胞生長達到突破其原生組織的邊界時，就可看作是惡性的徵兆。接著，可能就會離開原來的器官，並經由血液或其他體液移動到全身，進而形成其他腫瘤，這就稱為轉移。癌細胞通常會保持未分化狀態，而且會無限制繁殖，這種模式比較像是活在體外培養基中的孤立細胞，而不像是複雜完整的機體中的一部份。

約有百分之九十五的惡性腫瘤出現在表面組織，像皮膚或腸道、乳房等腺體的內膜；其餘百分之五則主要來自於肌肉、骨骼和血管。對於表面組織的細胞變異已經有許多相當深入的研究，結果發現這可能是健康組織和惡性生長之間的中介階段。像子宮頸的組織層其實類似皮膚，細胞往上移動時是會變扁平並最後停止細胞分裂，只是最上層沒有像皮膚那麼堅硬。在正常情況下，當細胞往上移動時其細胞核會逐漸萎縮，而當到最表面時其細胞核就會消失，細胞也就完全扁平了。

　　如果上述這個過程失敗，那麼當細胞在往上移動時就會保留大型的細胞核及分裂能力，此時，這些細胞保持其原始組織，但還不是癌症，然而形成癌症的風險卻高出許多。皮膚細胞的基底層是停靠在一層薄膜上，而當這層膜遭到細胞破壞而有裂痕或缺口時，這就是癌症已經形成的徵兆了。其他組織在出現惡性腫瘤前也會發生類似的變異，例如大腸的內膜也是癌症的常見部位。

　　由此可知，當細胞向上移動通過保護組織層時，這些細胞一直保持其繁殖能力但卻不會進行分化，這就是癌症可能形成的初期階段，這些細胞會保有生命力而不會進入死亡過程。在腫瘤變成惡性的第二個階段，就必須形成自己的血液循環，以便能繼續存活並長大到幾毫米以上。研究發現，腫

瘤可以誘使原發組織的外圍形成微血管,並往內生長到腫瘤中,這樣就會促使腫瘤更快速生長,之後,腫瘤細胞就可以脫離並在身體其他部位更進一步生長。

人智醫學認為,生命過程源自乙太身的廣泛又未分化的生長活動。但是,人類的「形」是「吾」(ego)的活動透過星辰身作用於乙太身的,這個過程發揮了限制作用,否則人類就會生長成沒有形狀的樣子。「有分化的生長」指的是,細胞分裂時必須依循人類的版型來改變其形態,所以細胞繁殖時需要被監控以免傾向沒有形狀的生長。

癌症快要形成之前,其構形(form-giving)所需的死亡過程是失敗的。當腫瘤侵害到原發組織的邊界時,就會形成癌症,因此,就人智學觀點而言,癌症就代表乙太身和物質身開始自主運作而不受「吾」(ego)的控制與影響,然而「吾」(ego)才真正承載著人的圖像。因此,治療目標就是要找到能刺激「吾」(ego)的構形活動的方法,使其能再度監控生長過程,而槲寄生(Viscum album)這植物展現了某種獨特性,所以指出它是適合這個任務的。

槲寄生是半寄生性的,通常生長在樹上並從宿主吸收水和礦物質,它和其它綠色植物一樣能進行光合作用,但它卻無法輸送糖類,因此組織到處散佈著葉綠素,使其在必要時隨時都能合成糖類。斜寄生的葉片形態簡單,在生長過程中

的變化很小，而且斛寄生與大多數植物的葉片不同的是，葉片的上面和下面沒甚麼不同。這些特徵都在訴說著其未分化的特質，而且這種未分化的特徵也出現在斛寄生的花，很難想像這麼乏味的花要如何吸引昆蟲來為它授粉。甚至連普通的白色半透明漿果中的種子也沒分化，種子因為缺少了從漿果透進來的光線，所以幾天內就死亡了。

　　大部份植物對重力的反應都是上半部會垂直生長而成為主幹，再從主幹長出分枝，這在初芽時最為明顯，也就是不論種子在土中的方向如何，主葉總是會向上生長而初根則是往下生長。而槲寄生則是從其附著的樹上的位置，開始呈球狀生長，起初主幹會垂直生長，但是一旦長成，就會朝四面八方分散，就像是整棵植物都與重力沒有任何關係。槲寄生也會受到時間的抑制。斛寄生要到第三年才會開花，這與大多數的植物在形成葉片的同時也開始形成花的器官是不同的。斛寄生的活動週期過於緩慢，以至於季節轉換對它影響很小。槲寄生這種比較原始的特性及其形態特化被抑制的情況，令人聯想到，人類的成形力量沒有進行特化作用而仍然保持在多功能的狀態（參閱第2章）。出現癌症時，人類的這種成形法則就會弱化，而槲寄生如此強烈的抑制自身的發展，這提示我們它特別能強化人類的成形法則，此能有效治療癌症。

　　依據史代納所提出的建議，在1920年就製成了治療癌症的槲寄生藥用製劑，是分別由六家不同公司所開發出來的。目前最有名的藥物就是為位於瑞士Arleshime的Hiscia Institute所生產的Iscador，有大量的科學文獻記載其用於治療癌症患者的實驗室檢測和臨床用途。研究證實，槲寄生製劑能促進胸腺的生長，T細胞就是在此形成的。另經證實，當外來物質進入生物機體時，也會促進抗體的產生。以槲寄生來治療可以直接影響到很多科學已知的免疫過程。因為這種藥物在接觸消化液時會受到破壞，所以建議使用皮下注射，且經常會引起體溫稍微升高，但這是好現象，因為體溫升高還可以額外刺激免疫系統。

　　使用槲寄生製劑治療十二種不同惡性腫瘤的臨床研究，有二十五件以上，它們雖非採用主流醫學所使用的標準雙盲試驗方法，但結果卻都很令人振奮。儘管研究結果並未證實目前使用的斛寄生藥物有神奇的效果，但卻能明顯地延長生命並降低癌症擴散的風險，而且也不會有主流抗癌藥物那些令人不舒服的副作用。

　　雖然有證據顯示斛寄生具有獨特的抗腫瘤作用，但其主要效用是推動和強化患者的免疫系統，以便患者自身更有能力對抗癌症。斛寄生治療可以和主流醫學的手術、放射治療以及化療等方法併用，另外也有證據顯示，斛寄生能幫助

患者更能禁得起這類主流療法造成的損傷。研究已經證實，某些產生紅血球的骨髓會因為放射治療而損傷，若在放射治療後接著使用槲寄生製劑，則更迅速復原。透過優律思美治療、藝術治療和水療都可以增強槲寄生療法的效用，而且能使「吾」（ego）的成形活動得到更深層的支持。

已知愛滋病有類似的失敗過程，即「吾」（ego）要在物質體上保留個體印記的過程失敗了。這種疾病具有某些特性，像是攻擊T細胞使其失去效用，這提示我們槲寄生的特殊功效也有助於愛滋病的治療。截至本書出版時，仍有對愛滋病的實驗性治療還在進行，並且有一些臨床試驗也正在規劃中。

14. 藥物

　　人智醫學的核心在於醫師對於疾病的看法能延伸擴大，以及可用作藥物的天然物質。藥物的製備和物質的選擇同等重要。為製備藥物所設計的方法是要凸顯物質的治療特性，因此，人智學醫師一直都和藥師密切合作來發展適當的製藥方法。會用到主流製藥技術和順勢療法的技術，但透過醫師和藥師共同合作研究也推出了一些全新的方法。

　　採集和收割原材料時都要格外小心：不論是動物、植物或礦物。當植物需要栽植而非從野外取得時，就以生物動力農法（biodynamic）來種植，這種有機耕作法的發展是運用了人智學中「靈性和物質之間的關係」的知識，來增強植物和動物的生長。生物動力農耕和園藝法均不使用添加物、荷爾蒙和化學物質，而且能運用日、月和季節等自然週期的有利條件。

　　其中有一種新的製藥過程，是依順勢療法的勢能化原理所發展出來的，藉此過程所釋出的非物質特性可以發揮治療效用。在順勢療法的勢能化過程中，小量原料反覆溶於水或酒精中，接著在每一個稀釋階段都按照必要的時間進行振盪（強有力的震動或搖動）。史代納認為，讓植物先吸收將要

使用的物質有助於這種勢能化的過程，即先將物質先引入將栽種植物土壤中，這些植物後來會進行收割並做為堆肥，而第二代的植物就栽種在這種堆肥材料中。然後又再重複這個步驟，並以第三代植物來製備藥物。

人智藥學也會選用各種不同的溫度來製備藥物。在古典順勢療法藥劑學中，藥物是以搗碎的植物原料混合酒精及水所製成，在將混合物過濾之前，先在攝氏20度以下至少靜置五天，這就是母酊劑（mother tincture），可用來開始進行震盪稀釋的勢能化過程。

在人智學製藥的實作上，某些特定藥物可以有各種不同溫度的製劑，像是烏頭（Aconite）這個藥以低溫製備時，因承載了冷的品質所以與頭部力量有關連。相反的，用於治療僵化和硬化的白樺樹葉則必須在攝氏90度左右製備。而與身體中間區域節律系統有關的藥物，比如能強化心臟的山楂，則需在攝氏37度左右的平均體溫製備。前文我曾說明過溫度和「吾」（ego）之間的關聯，因此，注意製劑的溫度可協助藥物與人之間形成特殊連結。使用火及烹煮食物是人類特有的活動，因此，烹煮過的食物就比較適合人類食用。

如前面章節所示，槲寄生的特質能用於治療人的本體認同印記喪失的疾病，例如癌症和愛滋病等。但這需要非常

複雜的製藥方法，要混合冬季和夏季的槲寄生汁液時，需要在快速旋轉碟盤上的一種薄膜層上滴入另一種汁液來混合，另外，還包括經過精密控制的發酵過程。至少有三家研究機構一直都根據史代納在1920年所提出的主張，不斷地致力於使槲寄生萃取物的製備方法更臻理想，以用於治療癌症。1990年就出現了含有植物凝血素藥物的製藥方法，免疫學者都認為這類物質能促進體內適當的免疫反應。另有某些證據顯示，勢能較強的槲寄生（亦即震盪稀釋更多次）也會出現比較高濃度的植物凝血素。一般認為，勢能越低的製劑則越不穩定，而且會比較快變質。雖然製備槲寄生的特殊技術涉及大量高科技，但是人智藥學的大多數方法都比較類似傳統藥學，而且經常會以人工製備。

　　人智藥學最初的發展只由一位藥師開始獨立進行，他是任職於瑞士阿勒仕海姆（Arlesheim）的藥師奧托·史密德爾（Otto Schmiedel），其鄰居就是依塔·威格曼（Ita Wegman）醫師與魯道夫·史代納合作創立的人智醫學診療中心。他們創設的實驗室薇莉達（Weleda），目前已是在全世界二十六個國家設有分公司的大藥廠，這些分公司的藥物大部份都是以當地取得的植物來製造的，例如位於英國伊爾克斯頓（Ilkeston）的薇莉達公司，自己就有栽種藥用植物的大片藥草園。

魯道夫・豪席卡（Rudolf Hauschka）的研究開發出了免用酒精的製藥方法，進而建立了第二家人智學藥廠，也就是瓦拉（Wala），總公司在德國南部的伊克瓦頓（Eckwalden），而產品則行銷全世界。瑞士的Hiscia Institute則是開發槲寄生抗癌製劑的先驅，最有名的藥物Iscador就是他們製造的。截至撰寫本書時，在英國Iscador是唯一核可的槲寄生製劑。Abnoba和Helixor這二家比較新的研究機構，也已經開發出自己的槲寄生抗癌藥物，已經德國核准，並以Viscum Abnoba和Helixor的商品名上市。

人智學醫師通常都會根據患者個人的靈性特質和體質來開立處方，尤其是在開立順勢療法的勢能化金屬製劑時。但是，有些處方則是針對特定疾病或者症狀。舉例來說，Combudoron含有山金車和蕁麻用來治療燒燙傷；而Avena Sativa則是草藥和順勢療法製劑的混合物，特別對於失眠有幫助。任何不熟知人智學藥物細節的醫師，也都能開立很多針對特定疾病和症狀的藥物處方。中歐的醫師對天然藥物抱持較開放的態度，而且很多醫師都只使用天然藥物。其中有些很安全的藥物以成藥販售，患者不需經醫師診斷也可自行使用。

很多小意外和輕微的疾病就可以用這種方式治療。主流醫師和藥廠會鼓勵患者自行使用阿斯匹靈或咳嗽藥，同樣

的，人智學醫師也可以建議很多種家庭常備藥物。以下是一些能作為家庭藥箱常備藥的藥物選項。

除非另有載明，否則應盡可能在飯前或飯後至少二十分鐘服用藥物。藥片應溶於口中而非整顆吞服。

苦味滴劑（Amara drops）

是苦味草藥的混合劑，含有黃龍膽（Gentiana lutea）、菊苣（Chicorium intybus）、苦艾（Artemisia absinthium），和西洋蓍草（Achillea millefolium）。

用於治療噁心，並能改善食慾不振。以十五滴溶於極少量水中，每數小時（噁心）或飯前約二十分鐘（食慾不振）服用一次。

山金車（Arnica）

具順勢療法勢能的山金車（Arnica Montana）。

用於身體或情緒的驚嚇，用D6（亦稱6x）的勢能。每小時一顆錠劑。

山金車外敷（Arnica lotion）

供外用，一茶匙溶於半品脫水中用來外敷治療扭傷和瘀傷。

山金車油膏（Arnica ointment）

亦可外用以治療扭傷和瘀傷。每天二次或有需要時，均勻按摩病灶。

複方燕麥（Avena Sativa comp.）

纈草（Valerium officinalis）、西番蓮花（Passiflora incarnata）、啤酒花、燕麥和高勢能咖啡等混合製劑。

用於失眠，尤其是神經緊張所造成的失眠。二十至三十滴溶於少量水中，於睡前半小時服用。

香膠木油膏（Balsamicum ointment）

含有金盞花（calendula）、山靛（Mercurialis perennis）、秘魯香膠木（Myroxylon peruiferum）和銻（stibium）。

傷口外用藥膏。對於癒合不良的傷口，感染或燙傷特別有效。也可用來治療某些類型的濕疹和皮膚炎。每天二或三次直接塗抹病灶或塗於乾紗布上外敷。

Bidor

硫酸亞鐵（ferrous sulphate）和石英（silica）。

用於預防或治療偏頭痛和緊張性頭痛，以及可能併發的噁心。Bidor的作用主要是協調神經系統和代謝系統的失衡，因為這就是頭痛的根本原因，這個藥不是用來作為止痛劑。它不會有使用止痛劑和其他主流偏頭痛藥物的副作用。須要

持續治療一段時間才會完全發揮效果。

　　每天服用一錠1%的Bidor連續三個月，就可以預防偏頭痛發作。而在發作時，可以每半小時或一小時服用一或二錠5%的Bidor，一直到症狀緩解為止，最高可達每12小時二十錠。錠劑以水整顆吞服。

金盞花油膏及外敷（Calendula ointment and lotion）

以金盞花（calendula）的酒精萃取物所製備。

　　用於治療輕微擦傷、尿布疹、乳頭疼痛和乾性濕疹。每天至少塗抹二次，可直接塗敷於皮膚或乾紗布上外敷。外敷則是用一茶匙萃取物以一杯冷開水稀釋，能於皮膚感染和傷口癒合不良時浸泡病灶。病灶不容易浸入水中時也可以用紗布作成敷布，來治療濕性或濕疹感染，或其他部位的皮膚感染。

洋甘菊根（Camomile root）

具順勢療法勢能的洋甘菊根（Matricaria chamomilla）。

　　對於治療兒童的牙痛特別有效。依照需要每幾小時以其D3（亦稱3X）勢能二滴溶於少量水中服用或兩錠。供嬰兒使用時，可以將錠劑溶於一茶匙水中。也可用於腹部痙攣絞痛，不論是由胃不適、腹瀉、痙攣性經痛所引起也都有效，十滴溶於少量水中或服用五片錠劑，直到症狀緩解為止。

洋甘菊茶（Camomile tea）

乾燥的洋甘菊花。

　　適用於胃部不適或經痛引起的各種痙攣性疼痛。飲用此茶極具舒緩效果，又有助於攝取大量液體，所以也能有效協助治療膀胱炎。半品脫開水中加入半茶匙的花，並在三分鐘後過濾，不加奶或糖，每幾個小時喝一杯。

白樺錠劑（Carvon tablets）

白樺炭（Carbo betulae）和葛縷籽油（caraway seed oil）的混合劑。

　　用於脹氣。飯後直接服用一至二錠。

辰砂/黃鐵礦（Cinnabar/Pyrites）

順勢療法勢能D20的天然氧化汞（辰砂）和勢能D3的硫化鐵（黃鐵礦）。

　　用於喉嚨痛。以一片錠劑含於口中，每天最多五次。

Combudoron油膏及外敷

山金車（Arnica montana）和蕁麻（Urtica urens）的混合劑。

　　專用於治療燒燙傷。經證實對於一度和二度燒燙傷、曬傷、蚊蟲叮咬的紅腫和蜂螫最為有效。將洗劑以水稀釋至十

分之一的比例供泡澡或外敷使用，燒燙傷後應儘快使用，之後並規律使用持續數日。情況輕微時，則局部使用油膏比較方便。

銅膏（Copper ointment）

在四肢冰冷時能促進手腳的循環。每天二次均勻按摩以利吸收。要注意油膏會沾污布料，所以治療腳部時可以穿著舊襪子。

咳嗽藥（Cough elixir）

含有洋茴香（*Pimpinella anisum*）、蜀葵根（*Althaea officinalis*）、歐夏至草（*Marrubium vulgare*），和百里香（*Thymus vulgaris*）等的萃取物，以及具順勢療法勢能化的茅膏菜（drosera）、巴西吐根（*Cephaelis ipecacuanbha*）和歐白頭翁花（*Pulsatilla vulgaris*）。

對頭部傷風所引起的咳嗽特別有效的祛痰鎮咳劑。每三小時以一茶匙直接服用或加少量水均可。

按摩油（Massage balm）

含有山金車（*Arnica montana*）、薰衣草、迷迭香和白樺葉的萃取物。

能有效治療各種肌肉痛和痙攣症狀。每天兩次或於必要

時均勻按摩患部。

複方車前草油膏（Plantago comp. ointment）

含有車前草（*plantago*）的萃取物和樟腦。

　　用於治療咳嗽和支氣管炎，特別適合兒童使用。早晨和晚上睡前按摩胸部。因為含有樟腦，所以三歲以下幼兒需經醫師指示使用。

鼠尾草錠（Sage pastilles）

含有鼠尾草和其他草藥的萃取物。

　　用於輕微喉痛和喉嚨乾癢。症狀持續時每一至二小時含一片於口中。

複方矽劑

含有具順勢療法勢能的矽（石英）、顛茄（Atropa belladonna）和硝酸銀（*argentums nitricum*）。

　　用於急性和慢性鼻竇炎，可以和尤加利油等並用，溶於熱水吸入蒸氣。內服則每次應服用五片，一天四次，若症狀仍持續則應就醫。

　　任何一位醫師都能開立上述藥物之處方，包括願意使用主流以外的藥物的開業醫師。這些藥物作為家庭常備藥也都

很安全。而接下來的藥物也可由任何醫師開立處方，但因為是醫師治療症狀時才必須使用，或者是依英國現行法規須有醫師處方才能取得（標示為處方專用藥），所以並不適合作為家庭常備藥。

需要醫師處方的藥物：

蜂毒/顛茄（Apis/Belladonna）

亦稱為Erysidoron I。含有具順勢療法勢能的蜂毒（Apis mellifica）和顛茄（Atropa belladonna）。

用於急性局部感染特別是有紅腫發熱時，像是扁桃腺炎、瘡癤和乳腺炎等。急性期使用劑量為五滴溶於水中，每二至三小時一次。有時會與Erysidoron II每小時交替投藥（Erysidoron II為Carbo Betulae 5% Sulphur1% 即5%白樺炭1%硫錠劑）。二種處方一起使用時對於長期纏綿難癒的局部感染特別有效。

蜂毒／歐當歸（Apis/Levisticum）

具順勢療法勢能的蜂毒（Apis mellifica）和歐當歸（Levisticum officinalis）。

能有效治療耳痛，尤其是中耳感染，但須在醫師指示時才使用。最多每二至三小時服用五片。於幼兒使用時可以先

溶於一茶匙水中。

複方白樺炭（處方專用藥）

也稱為複方Birkenkohle，含有白樺炭（Carbo betulae）、洋甘菊根（Matricaria chamomilla）萃取物和具順勢療法勢能的銻（stibium）。

用於腹瀉，急性期每二至三小時服用一顆膠囊，否則為每天三次。

Disci comp.c.Argentum 或Disci comp.c.Stanno（處方專用藥）

具順勢療法勢能成份之混合劑，含有蟻酸（formica）和竹結（Bambusa e nodo），再加上銀（silver）或錫（tin）。

適用於背部和頸部的各種急慢性症狀，包括坐骨神經痛和腰痛，以及因脊椎引起的其他神經痛症狀。通常會在症狀源發部位附近以皮下注射一毫升安瓿。可以依症狀的不同嚴重程度每日給藥或每週三次。這與主流醫學使用的止痛劑作用不同，這個療法可以用來加速自然療癒的過程。而當無法避免使用主流止痛劑時，也經常是在症狀消除後就很快能停用止痛劑。

複方磷酸鐵（Ferrum Phos. Comp. 處方專用藥）

含有具順勢療法勢能的烏頭（Aconitum napellus）、白瀉根（Bryonia alba）、尤加利葉（eucalyptus）、澤蘭（eupatorium）、磷酸鐵（Ferrum phosphoricum）和沙巴草籽（Schoenocaulon officinalis）。

適用於感冒和類流感症狀，尤其是兒童。一開始出現感冒徵兆時，每二至三小時含五片於舌下就能預防進一步惡化。

Gencydo（處方專用藥）

含有檸檬（Citrus medica）和榲桲（Quince；cydonia）的萃取物。

適用於枯草熱和過敏性鼻炎，每週以一毫升安瓿注射二至三次。於一月或二月進行三至六週療程，可預防枯草熱發作，並可徹底降低當年內過敏發作時的嚴重程度，而且比單純抑制症狀還更能達到持續的效果。

Influodo（處方專用藥）

除了不含磷酸鐵而改用順勢療法勢能的磷（phosphorus），而且含有酒精之外，其餘組成都和複方磷酸鐵相同。

適用於流感、類流感的症狀和發燒性感冒。因為Infludo中有添加磷和酒精，所以並不適合兒童使用（兒童應該使用複方磷酸鐵）。急性發作期間以五至八滴溶於少量溫水中，

每小時服用一次，接著，當症狀消除後，則每天服用二至四次，在完全康復之前應該持續以這種劑量服用，以便能預防二度感染和流感後的虛弱。

Iscador（處方專用藥）

安瓿裝的槲寄生（Viscum album）注射劑。另外，還有Helixor和Viscum Abnoba二種斛寄生製劑（但這二種製劑在英國尚未核准）。

適用於各種癌症和癌前症狀，能普遍改善患者的身體和心理狀況。另外，還有助於舒緩疼痛，並有助於對疾病的心理調適（參閱第13章）。

Menodoron

薺菜（Capsella bursa-pastoris）、甜馬郁蘭（Origanum majorana）、西洋蓍草（Achillea millefolium）、橡樹皮（Quercus cortex）和蕁麻（Urtica dioica）等酒精萃取物的草藥製劑。

適用於各種月經問題，包括經期失調、無月經（閉經）、痛經、經血過多和經前緊張。它是各種月經異常的第一線用藥，而處方通常為每天三次，每次十至二十滴溶於少量水中服用。

複方矽劑（Silicea comp.處方專用藥）

（亦參閱家庭常備藥清單中之項目）

於治療急慢性鼻竇炎時，安瓿注射劑通常比錠劑還更有效，嚴重病例應在醫師指導下使用。

15. 藥物及法規

1950年代出現的很多合成新藥,使用藥物似乎成了無懈可擊的狂熱。當時正值開發出大量的各種抗生素,開始使用類固醇,同時也出現了強效鎮靜劑和抗憂鬱劑。而直到出現了鎮靜劑沙利竇邁(thalidomide)的悲劇性副作用,大家才開始普遍對藥物的使用有些批判性。透過宣導使一般大眾更瞭解新藥的危險性,也就是母親在懷孕初期曾服用沙利竇邁而產下畸嬰。

通常開發出一組新藥時,在過度熱衷使用期之後隨之而來的階段必定會看到副作用和危險性的出現。巴比妥類的藥物成癮性危險性是在極廣泛使用後才被揭露,因此,目前其用途已受到高度限制。同樣,花了二十年普遍開立像煩寧(Valium)等中樞神經系統的鎮靜劑(benzodiazepine)的處方之後,醫學界才認清成癮的危險性。一般都知道,使用極強效化學藥物會提高危險性,因此很多人開始懷疑主流醫學,而有些人則轉向尋求替代療法的醫藥協助。

整個醫學界長久以來都極少質疑治療的根本方向,反倒是主流醫學所造成的問題,又要從主流醫學找到解決方式。沙利竇邁的悲劇之後,英國在德雷克·登祿普爵士(Sir

Derek Dunlop）的領導下設置了藥物安全委員會來處理醫療處方的危險性，該委員會的研議結果促成了由衛生部長主導的1968年藥物法案（Medicines Act of 1968），其中制定了所有藥物的核證程序，其下並設置藥物執委會（Medicines Commission）來針對核證標準提供建議。其中有一項功能就是，強調所有新藥上市前都必須先進行大量動物試驗的重要性；另一項則是研擬了讓醫師可以向中央主管機關通報副作用的系統，其目的是要縮短從開始通報到撤銷相關藥品證照等過程的時間，以減少包括死亡等的各種嚴重副作用。

藥物執委會的委員基於對主流藥物的獨特經驗而形成一種概念，也就是所有藥物都有風險或危險性，並應該和效益達到平衡。因此，核證程序不僅需要有藥品安全性的實證，還要有其療效和聲稱功效的實證。另外，也會檢驗其製程的標準化和品質，因此核證機關都會評鑑三個主要方面：安全性、療效和品質。雖然所有藥物都必須取得證照，但是整套系統都是根據主流醫學的方法來設計，特別著重在主流藥物。剛開始很少注意到，甚至根本沒注意到其他藥物的背景和特性，比如說，草藥、順勢療法和人智醫學藥物，因為藥物執委會和各種專業委員會的所有成員都是主流醫學和藥學的專家，所以，法規很自然地就能適合傳統藥品，但卻未必適合其他醫療法所使用的藥物研究。

最諷刺的是，使用主流合成藥物的解決方案，卻危及了從未出現重大安全問題的其他類型醫藥。但截至本書出版時，藥物法案和藥物執委會還是強化了主流實證的專有性，而罔顧這種作法所造成的危害，這使得其他醫療方式所使用確實比較安全的藥物反而陷入風險。

主流醫學主管機關一直努力想要證實天然藥物也具有危險性。他們很快就指出，「天然」未必就代表安全，而且理所當然爭議某些植物甚至含有劇毒，例如，顛茄（Atropa belladonna）的漿果就含有阿托品（atropine），如果攝取到某個足夠的量就可能致命。但是，主流醫學主管機關之後才慢慢承認，使用草本藥物的醫師很早就瞭解過量的危險性，因此開藥時都會很仔細。另外，草本醫學的理念是只有在必要時才會使用強效的成份，這和主流醫學傾向使用強效藥物背道而馳，主流藥物中有很多都是從草本化學成份所衍生的，這和極強效的草藥相同，例如，主流醫學一直在使用強效鎮痙劑阿托品，但卻忽略了比較溫和的鎮痙劑洋甘菊。

雖然不能聲稱所有草藥和順勢療法藥物都不會出現副作用，但縱使有也都不會像主流藥物那樣嚴重。一般都知道，採取順勢療法一開始能會有症狀稍微加重的情況，接下來病情就會進步，這就是順勢療法藥物的特殊作用，雖然有些人把這種輕微惡化視為副作用，然而順勢療法醫師卻欣然樂

見，因為這通常表示接著就會出現改善了。

第13章提到過人智學藥物療效的最新研究，就探討過某些特定的人智學藥物是否會產生副作用。例如，其中某些結果就顯示，口服投予硫劑之後，濕疹起初會先惡化，還有像蜂毒、蟻酸、Gencydo和Iscador等的低勢能藥物，在注射後也可能會出現疼痛和局部反應。另外，也有研究指出，山金車油膏會引發對山金車過敏患者的皮膚過敏反應。但是，有些經核證的主流藥物其副作用甚至還更嚴重得多，例如，阿斯匹靈（會造成腸道出血）、鎮靜劑（會成癮），和類固醇（會使骨骼弱化）等。

英國主流醫療主管機關慣常的作法，就是撤銷許多草本藥物和至少一種順勢療法藥物的證照。這麼安全的草本、順勢療法和人智學藥物要在危險管制下取得證照，不難想像應該不困難。然而，當訴諸各相關委員會或藥物執委會的時候，總是要面對如下的思維模式。

委員會中的主流醫學專家基於其對主流藥物的經驗，總會理所當然認為具有療效的任何藥物也都必定有危險性。他們同時也認為，安全的藥物就不可能有任何功效。由於絕大多數的人智醫學和順勢療法藥物都未經臨床試驗，而執委會和相關委員會的委員又沒有開立其處方的經驗，所以通常都

會將其視為無效。主流醫學專家認為，藥物的核證應該要針對效用來權衡風險，如果一開始就假設沒效，依此推斷就應該是絕對安全。所以，只要有絲毫副作用，就使他們不同意核發證照。

這樣的推論就產生了荒謬的情況。馬兜鈴植物含有馬兜鈴酸，若以這種化學物質大量餵飼大鼠，就會形成癌症。衛生部藥物處起初對所有具順勢療效的馬兜鈴頒佈了禁令，也包括每瓶成份含量低於一個分子的製劑。而在薇莉達提出代價昂貴的訴願之後，終於改採D10的限制，而允許使用勢能較高的藥劑。支持該藥廠的毒物學教授就指出，這個安全限值的致癌率比日常生活中所吃的培根還要低一百萬倍。換句話說，如果要核發證照，這種順勢療法藥物比一盤培根蛋還要安全一百萬倍。

儘管核證機制捍衛民眾安全的用意良善，取得證照的安全性考量也包括品質和療效。但是，由於主流藥物是根據風險來權衡其功效，因此必須要有療效的實證，這似乎還算合理。只不過，要求實證對主流以外的藥物極為不利。通常都需經過隨機雙盲試驗（prospective double-blind randomize trial）的檢測方法，這包括隨機以藥物或安慰劑（虛擬劑）治療的大量患者，而且受試者並不知道自己服用哪種。這是主流醫學四十年來的黃金標準，對於容易辨識效果的藥物最

為實用，但用來評估促進身體療癒反應而效果比較溫和的藥物，就沒那麼實用了。

主流藥品公司的新藥必須通過這種檢驗。至於草本醫學、順勢療法和人智醫學的藥物是否適合，就頗受質疑，因為對於疾病的症狀所使用的特定藥物，通常都會依患者體質來認定，這也是其中眾多難題之一。縱使能以這類方式來證實這些天然藥物的效果，但單項試驗可能就要花上五十萬英鎊。跨國藥廠可能只須上市個幾項藥品，就可收支平衡，但是對生產兩千多項藥物的小企業來說，則又另當別論了。

醫師會要求必須有一項以上的試驗證實，才能確信某個主流藥物有效，而如果是由信守主流醫學實證理念的專家來評估，就會對這類藥物比較有利。儘管這些專家的背景和訓練，都容易對主流實證之外的藥物產生偏見。但是，草本、順勢療法和人智學藥物還是同樣必須面對這些專家。對他們來說，同意核發人智學和順勢療法完整證照的制式規定，就是要能讓他們承認這些藥物真的有效。但要有這種認知，就必要先讓人智學和順勢療法藥物融入主流醫學。核發證照要靠這種微乎其微的機率，使得主流藥物以外的醫學最終會面臨無藥可用的險境。

天然藥物的藥廠和消費者，一直到1980年代才瞭解這種

危險性，因此成立了二個主要的組織。藥廠組成了天然藥物組織，而消費者則成立了天然藥物協會。後來確知根本問題在於，藥物執委會和顧問委員會都缺乏主流醫學以外的專家。藥物法案的架構賦予衛生部於必要時在藥物執委會下設置小組委員的權力。新成立的團體曾積極遊說成立天然藥物委員會，並由四個主要流派（草藥、順勢療法、人智學和生化）的專家組成。

遊說活動起初似乎被當成耳邊風。衛生部長和藥物管制局的官員都表明看法，認為主流實證的專家就足以判斷所有類型的藥物，沒有必要設置特別的委員會。他們指出，1968年之前上市的所有順勢療法和人智學藥物都會核發藥品許可證，而且在藥物無立即危險性的情況下，不會規定這些臨時許可證的複查或終止日期。

然而，大多數的草本藥物到了1980年代尾聲都受過複查，而且只要是用於治療所謂「輕微且自癒性病變」，就不需要有雙盲臨床試驗；並且只要刊載草本醫學的權威性書籍，或科學期刊中提出藥物用途的文獻替代。基本上，草本藥物都含有多種草藥，藥廠就被迫要使用更少的成份。所以，很多藥物在核發許可證前就必須變更成份，而且會限制藥廠不得宣稱療效，例如，治療關節炎或失眠。基於這種種困境，使得很多草本藥廠甚至沒去申請許可證。申請少數幾

項藥物的藥廠，認為應該有機會成功。結果，根據估計，以臨時許可證上市的草本藥物在經過完整的核證程序後，到了1970年代還存在的，只剩不到百分之二十。

隨著歐盟執委會籌擬一項有關順勢療法藥品法規，使人智醫學和順勢療法藥物的情況終於有了轉機。其中雖沒有規定必須要有人智醫學或或順勢療法藥物的專家，但，這使得很多順勢療法藥物的藥廠，只要不聲稱療效，就不需要證明療效。這不包括注射給藥的勢能低於D4的順勢療法藥物。

雖然早期草案曾納入人智醫學藥物，但最終版本卻被刪除，只有在序言中約略提到。根據簡化的查驗程序，大約只有百分之二十的人智學藥物合格，甚至包括未勢能化的或低於D4的物質。這種向順勢療法藥物邁進的步伐，對改善人智學藥物前景的幫助有限。

然而，1992年頒佈的指令卻敦促藥物管制局要重新考慮，是否應該要有代表順勢療法藥物的專門委員會。最後，終於在1994年任命了順勢療法藥品查驗登記顧問委員會。儘管當時委員會沒有人智學藥物的人員，但這對順勢療法藥物來說，算是很大的突破。而且在三年後就任命了新委員，還包括一位由人智學協會推薦的人智學醫師。

這項指派意味著，至少藥物管制局對於將人智學藥物納

入順勢療法查驗程序還是嚴謹的，截至本書出版（西元2000年）為止，仍然有百分之八十的人智學藥物尚未進入簡化登記程序，都只靠著藥品許可證上市，這只是暫時性的，它們還需要被保護，才能確保其持續存在。

　　現行法規系統中另一個還沒解決的問題，就是因為通過查驗登記的草本藥物相當少，以至於很多藥廠都是以營養補充品的名義來上市藥品。Hypericum（聖約翰草）就是一個例子，儘管有實證研究顯示它是具有抗憂鬱劑效果的草藥，但卻無法依此核證。這麼一來，就無法以抗憂鬱症來宣傳，所以消費者就無從得知這種治療方法，如果消費者要取得，就必須以營養補充品來購買。

　　歐盟執委會在1999年秋頒佈了一項新法規，只要在歐盟國上市十年以上的藥物，就不需透過雙盲試驗來證實療效和安全性，只要有文獻佐證即可。截至本書出版為止，要判斷這項規定的實用性如何，似乎還太早。如果證明天然藥物可以全面適用，就可以改善百分之八十人智學藥物的法律地位，以及很多草本藥物須以營養補充品販售的情況。

　　我們還是必須保持警覺和積極遊說，才能確保這些重大發展可以開花結果。如果要讓人智醫學和順勢療法藥物以文獻實證來核證，那麼順勢藥品查驗登記顧問委員會就必須更

大幅鬆綁，以便能納入療效議題。另外，在其核證過程中也必須要有草本藥物領域的專家參與。

為了要以歐盟的層級來處理這些議題，英國的天然藥物協會就曾參與了德國、荷蘭和希臘等國類似協會的推動，並組成了一個稱為全歐天然藥物使用者聯合會（European Federation of Natural Medicine Users, EFNMU）的機構。聯合會針對歐盟執委會條文的措詞進行遊說，並且對其他缺失提出意見。

各國天然藥物所面臨的問題都不盡相同。統一前西德的天然藥物支持者就曾推動修法，促成合法接受多數天然藥物。草本醫學、順勢療法和人智醫學都有自己的藥物委員會，並由各個領域的專業醫師協會指定的專家所組成。每個委員會都可為其本身的藥物制定標準，避免該國任由主流藥品壟斷。然而，這種進展最近卻因違反羅馬條約而備受爭議，因為這已超越歐盟執委會容許的範圍。

在法國，儘管也受歐盟執委會的管轄，但人智醫學藥物的處境一直都相當艱困。在當地，大多數的人智醫學藥物都只能以「臨時調劑式」開立處方。這表示，醫師在處方上必須列出某個藥物的所有成份和份量，換句話說就是雖已有製備好的複方，但藥師還是得自己調劑。

以Cardiodoron（亦稱為複方Onopordon）的例子來說，醫師就必須列出三種植物成份和濃度，而不是直接開立人智醫學的藥物處方。而問題則在於，容許以這種方式開立處方的漏洞，隨時可能結束。另外，因為法國主管機關會針對藥物的許可成份進行查驗管制，所以含有未經查驗的藥物，根本就無法開立處方。

美國藥物要上市之前，都必須先經過食品及藥物管理局（Food and Drug Administration, FDA）核准。這表示，製造商必須向主管機關提交藥品療效、安全性和品質的大量證據。在1988年食品及藥物管理局（FDA）頒佈稽查政策指南（Compliance Policy Guide）之前，人智醫學或順勢療法藥物的法律地位一直都很模糊，而且從來沒有藥物是以這種方式通過核准的。這份指南制定了相關條文來管理全國順勢療法藥物的販售。若是用於輕微病痛，則可以開架方式在一般店面販售。而強度可能造成危害的毒性物質及用於比較嚴重症狀的藥物，則需有處方才能販售。

和歐洲不一樣，在美國所有順勢療法藥物都必須登載適應症，但免附主流試驗的藥物包裝則不需要標示用途。由於順勢療法藥物都可治療多種症狀，製造商就很難決定到底要主打哪種適應症。

《美國順勢療法藥典》（Homeopathic Pharmacopoeia of the United States）是順勢療法藥物標準的重要著作，所有藥用物質都必須符合該藥典的標準，才能核准為正式藥品。食品及藥物管理局（FDA）的政策指南規定，該藥典和著名的順勢療法巨著《本草藥物學》（materia medica）所納入者才稱為順勢療法藥物，但並未特別提到人智醫學藥物。然而，很多人智醫學藥物使用的成份都有列入藥典，所以也涵蓋在指南中。藥典中也有納入以注射安瓶製備的順勢療法藥物，以及人智藥學典型的製備方法，比如某些特定溫度的運用等等。這表示，食品及藥物管理局（FDA）對於該藥典的認同，促成大多數人智醫學藥物在美國合法上市。而藥典未列入者，則須提交詳細內文，並隨附該藥物治療功效的大量證據。由於人智醫學藥物還有一百多項沒列入，因此仍需加倍努力，才能利用到所有人智醫學的治療方式。

其他很多國家有關藥物的規範都藉助美國或歐洲的經驗。有鑑於此，這些區域的進展應該受到嚴密監控，因為這會重大影響全世界天然藥物的可用性。

16. 療癒社區

　　人智醫學的實踐除了治療方法和使用的藥物之外，患者接受治療的環境也同等重要。這包括醫師、護理師和治療師共同合作、給薪方式，和醫療照護本身的財務結構。人智醫學認為，醫護人員之間的相處和決策模式，對於治療的結果也會產生深遠的影響。

　　主流的精神病學領域也早就發展出這種概念。大衛・克拉克（David Clark）和麥斯威爾・瓊斯（Maxwell Jones）這二位醫師在1940和1950年代就發展出團體決策，也就是在管理醫院或病房時，突破階層式結構而涵蓋所有人員，甚至包括患者。這種療癒社區的概念，把精神病學科的管理視為有益或有害患者健康，端看其如何運作。他們發現，大部份都是顧問或護理長在作決策，而階層通常都會迫使工作人員和患者保持被動，因而阻礙了他們主動的創意。他們所提倡的民主機制至今仍有些精神病學單位採用，但在精神病學界，還算是不成氣候的作法。

　　主流醫學在治療身體疾病時企圖以團隊工作方式進行，而在某些特定患者的病例討論會時，大都偏重由護理師、心理治療師和其他人參與，但是，這類概念都只停留在表面功

夫上，其實大都還是由醫師主導。況且，少數療癒社區概念導向的精神病單位，其人員的給薪方式也未突破階層式架構。

在二戰期間，維也納的人智學醫師卡爾‧柯尼格（Karl Konig）就曾為蘇格蘭亞伯丁（Aberdeen）附近坎培爾（Camphill）的心智障礙兒童建立了療癒社區。他與許多位奧地利的流亡醫師及教師一起工作，並設置了產權共有的社區，工作人員是根據其個人財務需求來支薪的，他們和這些心智障礙兒童一起生活就像是個大家庭，兒童會接受一般課程的教育，並以一系列人智學方法來治療，包括藥物、療癒性優律思美等等。

當時除了照顧低能者的醫院，對心智障礙者的資源極為有限，幾乎未嘗試任何治療或教育。從1960年代起盛行的態度比較像是「眼不見，心不煩」，而非啟發性的態度。但是當主流學校和訓練中心開始為失能者創辦教育之後，一般大眾就比較能接納他們了。坎培爾的兒童長大以後，村莊社區也隨之發展，像在北約克郡丹比的波頓村莊（Botton Village at Danby）等也都有一些工作坊和農場提供他們工作，他們也就能再次融入這個大家庭。重點不在治療，而是在找出讓失能的成年人可以融入社會並有所貢獻的生活方式。

坎培爾學校發展出一種方法，讓工作人員能夠處理特別困難的兒童。每次開校務會議時，就會透過醫師、其他治療師、教師和與該兒童同住者的協助，建構出該兒童病史、體質和問題特質等的完整描述。這種更深入的瞭解，可以產生有助於兒童的想法。由於療癒社區作法成效的見證，而促使全世界成立很多坎培爾中心，而這可以說是一般大眾對人智醫學成就最耳熟能詳的部份了。

1979年時，有一些參與坎培爾運動的人士，在英國的基德明斯特（Kidderminster）附近成立了帕克愛特伍德診所（Park Attwood Clinic），其目的是要設置一個中心，讓罹患身體疾病或精神問題的人，感覺像在居家環境中得到協助，其臨床氛圍與大多數醫院截然不同，即完整的人智醫學治療在居住環境中進行。截至本書出版時，這家診所共有十四張病床、門診部、三位全職醫師和一組護理師，並提供療癒按摩、水療、優律思美療法，以及繪畫和雕塑等的藝術治療，同時進行這些治療，並整合成密集的治療計劃。院務會議更進一步發展成定期病例討論會，其中醫師、護理師和治療師各自就其對患者的觀察結果說明，但並不會妄下定論。

透過這類討論會的證實，每一種專業對患者的覺察都各不相同。醫師會提出個案病史、患者各方面的主訴和身體檢查結果。療癒按摩師則會說明患者體內的溫度分佈，以及肌

肉系統的壓力狀態和身體組織彈性的張力。優律思美治療師
會解釋患者的動作概觀，而藝術治療師則會說明患者的創意
表現。護理師還能根據24小時照護的心得，補充對患者身心
狀況的看法。收集這些觀察結果後，就會浮現一個主軸。

　　而這個主軸通常可以作為主流醫學診斷的延伸，描繪
出患者更廣泛的樣貌，以便更深入瞭解疾病。這些具有診斷
的重要性，並能指出應該共同治療的方向。這種廣泛而細緻
的治療指標是由每位專業人員共同促成的，包括醫師適當的
處方、必要的護理治療方式，以及藝術治療的方向。病例討
論會每位成員在治療和創意的積極貢獻，就能透過這種方式
加以發揮。這種過程是與主流醫學中由醫師單獨進行診斷、
開立處方，並指示其他治療師的作法截然不同。另外，如果
是每位治療師各別做診斷並分別給予治療的情況，差別也很
大。

　　另一個會影響人智醫學團體運作的社會層面，則是工
作和報酬之間的關係。史代納認為應該要突破這二者的關聯
性，或至少要變鬆。如果我們發展對業力的感知和真正的自
由，那麼就牽涉到每個人對自己的行動的責任感。舉例來
說，軍隊裡的人就是要服從命令，這是基本要求。因此，他
們的行動大都由別人決定，可以說是把他們的自由和責任交
給了指揮官。同樣，支薪工作的人就要受雇主指揮，而他們

的自由和行動也就會被付薪水的人所限制。被限制的程度差異極大，這都會造成「我只做份內的事」的態度，特別是要為模糊的道德觀找藉口的時候。而在醫療實踐中，醫師和護理師的工作都會涉及患者的生活隱私，而且會直接影響患者的未來，這就需要對患者特定的生活道路具有敏銳度和尊重，並且要保留患者自己做決定的自由。醫師和治療師在決定治療方式時應該要考量這部份，但同時還要能保持治療的自由度和責任感。

有些醫師和治療師已經把這些原則融入工作當中。例如，帕克愛特伍德診所工作人員的給薪方式就和坎培爾一樣，是偏向依照個人財務需求的，而非所執行的工作。這就表示，不論工作內容是甚麼，家庭負擔重的人所得到的薪水會比未婚者還多。很多專業人員都發現，他們的幹勁大都來自於工作本身而非薪水多寡，而診所如此安排可以強化這種感受。這種方式對於工作的要求其實更加嚴謹，這種機制的工作內容也沒那麼僵化，而是大家步調一致的去做應該要做的事，而非一味遵從指令。這需要熟知不同領域的工作專業，並且對他人的需求抱持負責任的態度，畢竟不論報酬多少，都會對整個社區的財務運作造成影響。這種工作方式會產生更強的社群感，而這些都是患者隨時可以感受到的。再加上深度的病例討論會的影響力，就會有助於產生療效。

　　英國的醫療保健分為二大類：國家健康醫療服務（National Health Service, NHS）和民營醫療服務。由於國家健康醫療服務（NHS）依法提供免費的醫療保健，而民營醫療則依不同價位提供服務，一般都把民營醫療看成商業交易。成立帕克愛特伍德診療中心的人士給予國家健康醫療服務（NHS）正面評價，全民不論收入如何，都能接受醫療服務。缺點則是受政府控制，且必須承受官僚體制的壓制。這會限制患者的選擇性，並助長失去自己維護健康的責任感。患者也會無法感受支持醫療服務機構的必要性，畢竟無限上綱的經費總是由稅收來補助。

　　而民營體制的優點在於有較大的自主性，而且患者有選擇的自由和責任感。缺點就是要能支付診療費的患者才可以獲得照顧，而且會變成是把健康當商品買賣。帕克愛特伍德診所的創辦人認為，不應該把醫療保健視為某種權利或商品，他們認為，最理想的方式就是看成是對患者的恩賜，而再回饋給診所來支持這些醫療照護。

　　國家健康醫療服務（NHS）系統提供開業醫師相當大的診療自由，也就是一般開業醫師是可以提供人智醫療服務，但要醫師要獨立創辦醫院而且將人智醫療整合到國家健康醫療服務（NHS）中幾乎是不可能的。當初帕克愛特伍德診所以小型醫院型態成立時，醫師們都希望能像國家健康醫療服

務（NHS）的醫院那樣，可以服務任何經濟狀況的人。後來還設置了慈善信託基金，以便支持人智醫學的人士可以定期捐款，有接受治療的患者就自行捐助，而不採固定收費，如果他們之前未捐助過，出院之後也能成為信託基金的長期捐助人。由於診所也是合格的護理之家，因此也能接受民營醫療保險公司所支付的款項。

診所早期的長期捐款足以應付三分之一的營運開支。而患者在治療期間的捐助可以支付另外三分之一，但有三分之一還是得靠慈善募款。隨著診所的不斷擴充，營運開支中長期捐款比例逐漸減少，接受治療患者捐款的比例就較高。帕克愛特伍德最近才擬定了一份患者計劃，參加這個方案的患者，不論是否正在接受治療，都定期支付款項給診療中心，這樣就能保證在必要時可以受到完整的照護，甚至治療當時負擔不起也沒關係。儘管每一個案都有個別考量，但是沒有參加這個計劃的患者，在接受任何治療時就得支付全額，但仍會考量醫療背景和經濟狀況的個別性。帕克愛特伍德的醫療人員都相信，這種運作方式能增強藥物和療程的療癒力量，而且也能讓中心的運作不致於背離醫療照護的主流。

帕克愛特伍德也接受直接來自衛生主管機關的補助，還包括掌握共同預算的地方性開業醫師團體，也分別都支付各自領域的全額費用。有些患者也還有民營醫療保險支付費

用。儘管有這些固定收入，診所還是得依賴籌募經費以及偶
爾的遺贈，和零星的捐款。有些患者因帕克愛特伍德優質又
嚴謹照護而深受感動，不斷捐助大量款項和遺贈，而使這項
難得的工作得以持續。

17. 延伸醫療保健服務

人智醫學為了維持初衷——作為主流醫學的擴展而非替代療法，已經在每個肯定人智醫學國家的醫療保健中普遍發展。希望能透過在主流醫療保健系統中運作，來延伸擴大主流醫學的思維及實踐並帶來創新，而非與其對立。

諾伯特·格拉斯（Norbert Glas）是第一位加入英國全民健康醫療服務的人智學醫師。1940年代他在格洛斯特（Gloucester）執業時就加入了剛實施的醫療服務系統。他的患者來自社會各階層，而且包括一些對不同形式的醫療不感興趣的當地人，只是為了選擇家庭醫師而來他的診所就診。另外，也有一些人參與人智學運動，而且還有很多家庭的子女也都進入英國格洛斯特附近韋恩斯通（Wynstones）的華德福學校就讀。他的診所也有優律思美治療師、療癒按摩師及水療師、藝術治療師和一位顧問。診所的主建物和治療師宿舍全都由聖路加信託基金會（St Luke's Trust）提供，這是專為此目的而設立的慈善團體。儘管後來延伸的運作都密切配合當時國家健康醫療服務（NHS）的患者轉診，但是額外的治療還是需要患者捐款。

透過全國性和地方性強而有力的籌款，其中也包括很多

患者的捐助，還有國家健康醫療服務（NHS）的補助，這使信託基金會得以建立一所新的診療中心，來容納醫療服務和所有的治療師。每月至少會舉辦一場患者的定期討論會，而且還有座談會，讓患者、醫師和治療師可以分享某種特定疾病或問題的經驗。內容都是一些有益的發現，而自助小組也透過這些會談開始慢慢形成。另外，還有定期的回饋之夜。而最新的重點是研擬一些全新的作法，來克服某些小組的社會疏離感。好比說，罹患長期心智疾病的老年人和對照顧幼兒有困難的父母。

信託基金會最近還擴充建地，目前為安置有學習障礙的成年人的居住社區，其運作方式就是根據坎培爾理念而來的。不斷提出各種議題，以便喚起社會關注某些患者群，例如，每週聚會的親子小組就有提供教養服務，園藝小組則是不斷充份運用新診療中心和原有建物周圍的兩英畝地。另外，有些志工還成立了咖啡座，而每週的手工藝課則可以提供長期病患聚會的場所，以免他們與社會疏離。另外，也發展出與不同單位的連結，例如藍斯登（Lansdown）陶藝、海伯尼亞（Hibernia）藝術治療學校、林登家扶中心（Lindens Family Centre）和佩恩斯威克年輕街友客棧計劃（Painswick Inn Project for Homeless Young People）等，而這些機構全都位在格洛斯特郡的斯特勞德（Stroud Gloucestershire）。如此

豐富的藝文和社交生活對患者多所助益，而配合現行的地方性創新作法達到最大成效。

這種理念和目前衛生主管單位所推動的健康活動中心類似。這些由彩券商所贊助的健康促進課程和社交活動專案，通常是以醫學中心作為重點。有一位單位主管就指出，健康活動中心應該具有「全方位涵蓋精神健康層面的視野」，換句話說，即在良好健康基礎的同時還要配合地方單位來緩和病人心理絕望的問題，並建立自信、自尊和自主。

在布里斯托（Bristol）也發展出延伸醫療服務的家醫科診所，有三位家醫科醫師就和赫利歐斯醫學中心（Helios Medical Centre）的治療師共同合作。其中一位醫師開設了學習障礙兒童的門診，為他們的特殊需求提供各式人智醫學藥物和其他治療。另一位醫師則和布里斯托癌症中心（Bristol Cancer Centre）合作，開立Iscador處方及其他人智醫學療法來治療癌症患者。

肯特郡梅德斯通（Kent MAIDStone）的布萊克索恩信託基金會（Blackthorn Trust）是英國第一家由人智學建築師所設計的醫學中心，他們依要求建造的建物和環境，並運用形式和色彩來加強營造醫師和治療師的工作環境的療癒性。這項成果也啟發了位於斯特勞德（Stroud）的聖路加（St Luke's）信託基金會的新建築，以及赫利歐斯醫學中心

（Helios Center）現有建物的改建。

在梅德斯通創立診療中心的醫師，最初是聘請兼任的藝術治療師來協助其他療法無效的患者。他發現這類患者運用這種治療方式相當成功，進而加入治療性優律思美和後來的音樂治療。另外，他也願意治療其他家醫科醫師無能為力的困難病例。

當時成立布萊克索恩信託基金會以贊助這種治療方式時，曾吸引了相當多的關注，也獲得當地衛生主管機關的補助，用來支付療程和評估績效的研究計劃。另外，為了輔助這些療法，還組成了小組來幫助有焦慮或神經質等特殊問題的人，成員會一起進行某些修鍊，而且也能從小組所提供的互相支持之中獲益。很多患者對於他們所接受的幫助非常感動，因此就開始一起製作手工藝品販售，以支援基金會。這項嘗試性的行動卻促成了機構的創新活動，並帶給很多孤單的人溫暖，而且還開了一家慈善商店為基金會的工作籌募更多經費。

掌管該地區家庭醫療服務衛生主管機關的官員，將布萊克索恩信託基金會的工作形容為家醫科醫師最令人振奮的發展之一。後來主管機關同意支付治療師薪資的百分之七十，其餘再從診所收入來籌措，這使得治療師有點像是國家健康

醫療服務（NHS）系統中以這種方式支薪的護理師和行政人員。

後來，對信託基金的成果有更深入認同之後，基金會把其他的經費補助用在咖啡座、烘焙坊和小型園藝商店。布萊克索恩園藝計劃最初是要提供給慢性精神病患的療癒工作坊，但目前也接受來自其他診所轉介的難治患者。這項計劃的成功也促成了國家健康醫療服務系統（NHS）中其他診所運用人智醫學的發展，包括亞伯丁（Aberdeen）附近的坎培爾醫療中心、舒茲伯利（Shrewsbury）的米頓橡樹（Mytton Oak）計劃和帕克伍德郡梅德斯通（MAIDStone Park Wood）的小型診所。

倫敦聖巴薩羅繆（St Bartholomew）醫院的基礎照護部門，與倫敦皇家醫學院共同進行的一項研究計劃，就針對這些開業醫師及帕克愛特伍德的地區醫療中心進行評估。研究的目的是要讓主流醫療主管機關從人智醫學的作法中汲取寶貴經驗，以增進全英國開業醫師的發展。

荷蘭是將各種不同治療師納入家醫科延伸治療的先驅者，而且大多數城市都如此運作。基本上，一些醫師和治療師會把大型住所改建成療癒中心（therapeuticum），這類中心裡都會有不同的患者小組，並提供課程教他們如何照顧自

己的身心健康。課程內容包括天然食物的營養價值、人智學幼兒照護方法、冥想和其他修鍊、以及人智醫學講座。因為這些課程都鼓勵患者主動參與，再加上藝術治療所要求的創意，所以能平衡患者服藥和其他治療所造成的被動角色。雖然這些病患小組也曾經團結起來，想要保衛天然藥物的正常供應，但是和英國一樣，他們在荷蘭也飽受威脅。荷蘭的健康醫療系統中，有一百位以上的人智醫學家醫科醫師。

靈性科學學院於1923年在瑞士的多爾納赫（Dornach）成立時，依塔·威格瑪醫師（Ita Wegman）就被任命為醫學部主任，至今醫學部仍是相當關切全球的醫學動向。醫學部具有醫學教育和研究的特殊任務。位於多爾納赫的醫學部都會為醫學院學生和醫師舉辦訓練研討會，而主要的醫師研討會則是在阿爾萊施海姆（Arlesheim）附近的路卡斯醫院（Lukas Klinik）舉行。

德國的醫療保健系統與荷蘭類似，現有好幾百位的執業人智醫學醫師，而開立這類藥物處方的醫師有好幾千位。有幾家七十床到一百床規模的專科醫院，其中包括普福爾茨海姆（Pforzheim）附近的奧辛布隆醫院（Klinik Oschelbronn），它和卡拉絲機構（Carus Institut）這家人智醫學癌症研究中心有合作關係。和荷蘭的體制一樣，這些全都納入國家健保系統中，並同時接受政府補助和民營保險，

患者在人智醫學醫院接受補助的方式與主流醫學醫院一樣。另外，奧辛布隆醫院還引進了創新的社會評估方式，例如，有部份人員是依其需求來支薪而非依照邦政府的標準。還有，就是透過志工所組成的醫務會議來管理醫院。除了這些，位於黑森林弗萊堡（Freiburg）附近的福黎德里胡瑟曼醫院（Friedrich Husemann Klinik）則是有一百床的精神病醫院。

二家大型地區性綜合醫院的成立是德國人智醫學在醫療照護進展的標竿，其一是在魯爾區（Ruhr）的黑爾德克（Herdecke）醫院，而另一家則是在斯圖加特市郊的菲爾德醫院（Filderklinik）。最近，有一個人智醫學機構接管了柏林的Havelhohe社區醫院，想要將其轉型成人智醫學的綜合醫院。人智醫學醫院也設置了地區綜合醫院會有的科別，包括外傷和急診、外科、小兒科、婦產科、一般內科和加護科。所有西醫的療法都可以採用，但也透過運用人智醫學藥物、物理治療和藝術治療來補強。要研擬出新的經費籌措結構形式，才有辦法經營這種規模的醫院。

德國的醫院通常都由市或邦政府的主管機關經營，或者是由宗教團體經營，像是路德教會（Lutheran）或天主教會（Catholic Churches）等，或由紅十字會（Red Cross）等慈善機構經營。至於民營部份，則和私人企業的經營方式一

樣。成立人智醫學醫院是要作為「公益的社區醫院」，也就是非營利的慈善機構。主要是結合主治醫師、護理師和行政人員共同經營，而醫師私下治療患者的收入則會全數捐給醫院。當健康保險的額度無法核可或給付這類開支時，這些經費就會用來補助治療師。另外，也會用來支付訓練和研究所需。

黑爾德克醫院和菲爾德醫院都有提供政府認可的護理訓練，教授主流護理的和人智醫學護理的技術，另外，規模較大的黑爾德克醫院，還獨立開設了由大學所提供而政府認可的醫學訓練課程。除了協助學生準備參加政府的醫學檢定考試之外，大學還實施對主流醫學較具批判性的作法，也就是讓學生同時理解優缺點，並且讓學生也有機會認識人智醫學的方法。人智學的一些概念也會影響授課方式。

黑爾德克大學附屬醫院臨床藥學部所發表的許多學術報告和專書中，很多都有提到臨床試驗和動物實驗等主流藥品評鑑方法的問題。主要作者格哈德‧金勒（Gerhard Kienle）的著作和努力是促成修訂德國藥物法（Germany's Medicines Act）的重要因素，推翻了所有藥物在核證時都需要有這類試驗的規定。黑爾德克醫院設有一般大學附屬醫院的專科，像是神經外科等等，而且也是德國最早有電腦斷層掃描（一種先進的X射線診斷技術）部門的醫院之一。醫院一直保持在

主流醫學的最前線，同時也持續體認其任務，並把握機會實踐人智醫學所能提供的輔助治療。

　　人智醫學的整體目標是和主流醫學共同合作，同時藉由對於人的靈性知識中所獲得的洞見來加以延伸。而人智醫學的實踐是在主流醫學的健保服務形態中運作，卻又根據其洞見引進一些創新。人智醫學所提供的醫療保健的範圍，從小型的健康照護的家醫科診所，擴大到地區綜合醫院和大學的醫學中心，為主流醫學未來的發展方向提供了很好的範例。

　　人智醫學對於健康照護的每個層面都具有重大貢獻，藉此，便能平衡主流醫學實踐中那種用唯物又化約的觀點來看待人類的偏差。人智醫學也有助於對同樣充斥著唯物又化約看法的社會帶來良性的平衡。

Endnotes

Introduction

1. Natural science (or modern science), which nowadays is generally referred to as just 'science,' is here given its original name to avoid confusion with spiritual science.
2. Available under the title *Spiritual Science and Medicine* (Steiner Books).
3. *Fundamentals of Therapy, An Extension of the Art of Healing through Spiritual Knowledge* (Rudolf Steiner Press).
4. All these concepts are explained in detail in the following chapters.
5. For details of this process of development, *see* Steiner's books *Knowledge of the Higher Worlds, Occult Science* and *Theosophy* (all Rudolf Steiner Press).

Chapter 1

1. The etheric body, astral body and ego are also referred to as the life element, soul element and spirit respectively.
2. *Cellular Pathology as based upon Physiological and Pathological Histology,* a series of twenty lectures given in 1858.
3. All three non-physical aspects of the human — the life element, soul element and spirit — may be described as spiritual, but the spirit itself is the central core; the unique inner identity.

Chapter 2

1. In Chapters 13 and 14, practical steps in developing a medical treatment along these lines are described.
2. cf. D. W. Smithers, 'Cancer — an Attack on Cytologism,' *The Lancet,* 10 March 1962.
3. In his books, *Knowledge of the Higher Worlds* and *Occult Science,* Steiner describes how, with the help of certain exercises, the faculty of thinking can become an organ of perception in its own right.
4. It is clearly difficult to understand the spiritual realm without perceiving it directly, but the same difficulty is encountered by modern science in its investigations of the physical world. In nuclear physics, theoretical particles are studied which are so minute, they can only be 'perceived' at all by their apparent effects on other things. Similarly,

phenomena in space have been discovered which have only (so far) been explained by postulating the existence of 'black holes.' These again cannot be seen except in their apparent effects on other things. In the same way that the hypotheses of modern science can be used as working models, the results of spiritual science can also be understood and used, even without direct spiritual perception.

5. This polarity of physical forces, which centre on finite points, and etheric forces, which have a planar quality, is illustrated mathematically by projective geometry. George Adams, who did much original work in this field, used projective geometry to describe sets of laws for both realms (which he called space and counterspace) in his book *Physical and Ethereal Spaces* (Rudolf Steiner Press).

Chapter 3

1. It is acknowledged that plants also burn their own sugars and, particularly at night, give off carbon dioxide.

Chapter 4

1. This concept of reincarnation should not be confused with the teachings of certain ancient religions which suggest that humans can reincarnate as animals or insects. The human spirit is involved in the development of the human form as a vehicle through which it can act in the physical realm. Animals and insects do not have individual egos, and their bodily organizations are not developed to support them. The only bodily organization capable of supporting the human ego is the one the ego is itself active in forming.

2. The work of anthroposophical medical centres, including Park Attwood, is described in more detail in Chapters 16 and 17.

3. The fact that birds and mammals are warm-blooded does not imply that they have independent egos.

Chapter 6

1. The words homeopathy and allopathy are both derived from Greek, the prefixes homeo- meaning like and allo- unlike, while the suffix -pathy means suffering.

2. The example is largely based on the work of Margaret Colquhoun Ph.D. (cf. Science Forum, No. 8, Spring 1989, published by the Science Group of the Anthroposophical Society in Great Britain) and two botany workshops held at Park Attwood Clinic, England, in 1989 and 1990.

3. There is no suggestion here of following some kind of doctrine of signatures — an approach which has been rightly discredited. This doctrine is what remains of what may once have been a deeper art,

but which degenerated into the idea that plants which look like a particular human organ are good for treating that organ. The anthroposophical study of plants as remedies looks at the underlying formative processes, rather than particular physical features, in order to make connections with related processes at work in humans.

4. cf. *The Alchemical Studies* by C.G. Jung from his complete works.

Chapter 9

1. See Chapter 8.

Chapter 10

1. cf. 'Measles Virus Infection Without Rash in Childhood Is Related to Disease in Adult Life' by Tove Ronne, The Lancet, 5 January 1985.
2. *A Guide to Child Health* (see further reading list at back of book) is recommended for a detailed description of childhood illnesses. It should be noted that the examples of home remedies given are not alternatives to proper supervision by a doctor. *See* Chapter 14 for further details of dosages and methods of treatment.
3. Comp. is an abbreviation of compositum, and means a mixture. For example, Ferrum Phos. comp. contains a number of ingredients, the main one of which is ferrum phosphoricum.
4. Readers interested in finding out more about Rudolf Steiner education should contact their national anthroposophical society *(see* list at back of book).

Chapter 12

1. In anthroposophical medicine, certain metals are considered to be related to particular organs. For example, copper to the kidneys, tin to the liver, and silver to the reproductive organs. For details, *see The Metals,* L.F.C. Mees (Regency Press).
2. Her progress towards recovery was recorded in part of a BBC television series, *The Seven Ages of Man.*

Chapter 13

1. cf. 'Biologic Properties of Iscador: A Viscum Album Preparation' by Razvan Rentea, Edward Lyon and Robert Hunter, *Laboratory Investigation,* p 43, Vol 44, No 1, 1981.

Chapter 14

1. Further information may be obtained from the Biodynamic Agricultural Association, Painswick Inn Project, Gloucester Street, Stroud, Gloucestershire GL5 1QG.
2. The medicines in this list have been taken from the results of a re-

search project into the efficacy of anthroposophical medicines which drew on the experiences of doctors in Britain. See 'On the Efficacy of Anthroposophical Medicines' by Dr Michael Evans, *Complementury Medical Research,* June 1991 Vol V, No 2, pp 71–78.

Chapter 15
1. Withdrawn in 1961.
2. Readers who wish to see natural medicines remain available may contact the Natural Medicines Society at PO Box 232, East Molesey, Surrey, KT8 1YF, England.This is also the address of the Secretariat of the European Federation of Natural Medicines Users.

Chapter 16
1. The NHS homeopathic hospitals all predate the health service and were taken over when it was set up.

Chapter 17
1. There is a list of courses around the world for doctors, nurses and therapists in Section 6 of Contact Addresses.

Further Reading

Introduction and Chapters 1-3
Occult Science, Rudolf Steiner, (Rudolf Steiner Press, London). An outline of spiritual science, or anthroposophy.

Rudolf Steiner: Scientist of the Invisible, A.P. Shepherd, (Floris Books, Edinburgh). An introduction to Steiner and his work.

Knowledge of the Higher Worlds, Rudolf Steiner, (Rudolf Steiner Press, London). Practical guidance on the inner strengthening required for the development of latent faculties of spiritual perception.

Physical and Ethereal Spaces, George Adams, (Rudolf Steiner Press, London). Describes a form of geometry which illustrates mathematically the laws of the physical and etheric realms.

The Metamorphosis of Plants, J.W. von Goethe, (Biodynamic Literature, Wyoming, RI). A collection of Goethe's writings on botany.

Fundamentals of Therapy, Rudolf Steiner and Ita Wegman, (Rudolf Steiner Press, London). A foundation work on anthroposophical medicine. (Requires a well-developed understanding of anthroposophy.)

Towards a Phenomenology of the Etheric World, J. Bockemühl (Ed.), (Rudolf Steiner Press, London). A collection of essays by scientists engaged in phenomenological research which introduces various aspects of the etheric world.

Chapter 4
Manifestations of Karma, Rudolf Steiner, (Rudolf Steiner Press, London). A description of the laws of karma and how, for example, events in one life can influence the bodily constitution and health in subsequent lives.

Chapters 5-6

Anthroposophical Medicine and its Remedies, Otto Wolff, (Published by Weleda AG, Arlesheim, Switzerland and available from Weleda's national branches; *see* Section 3 of Contact Addresses). A booklet on aspects of anthroposophical medicine. (Requires a well-developed understanding of anthroposophy.)

The Science and Art of Healing, Ralph Twentyman, (Floris Books, Edinburgh). Homeopathic and anthroposophical insights into the science and art of healing with a historical and mythological background.

Chapter 7

Fundamentals of Artistic Therapy, Margarethe Hauschka, (Rudolf Steiner Press, London). A foundation work on artistic therapy, particularly painting therapy.

Chapter 8

Rhythmical Massage, Margarethe Hauschka, (Mercury Press, Spring Valley, NY). Written as a textbook for those interested in training to be therapeutic masseurs.

Chapter 9

Caring for the Sick at Home, Tieneke van Bentheim, Saskia Bos, Ermengarde de la Houssaye, Wil Visser, (Floris Books, Edinburgh). Describes basic nursing care, including details of herbal remedies and how to administer them.

Chapter 10

A Guide to Child Health, Michaela Glöckler and Wolfgang Goebel, (Floris Books, Edinburgh). A handbook for parents giving detailed information on childhood ailments and the problems of child development.

Phases of Childhood, Bernard Lievegoed, (Floris Books, Edinburgh). A detailed description of the physical and psychological development which takes place during the seven-year phases of childhood.

Chapter 11

Phases: Crisis and Development in the Individual, Bernard Lievegoed, (Rudolf Steiner Press, London). A Dutch psychiatrist writes about the challenges of the different seven-year phases of life, from childhood to old age.

Man on the Threshold, Bernard Lievegoed, (Hawthorn Press, Stroud). A detailed account of the threshold of consciousness between the physical and spiritual worlds.

Chapter 12

Soulways, Rudolf Treichler, (Hawthorn Press, Stroud). A psychiatrist's insights into personal development and disorders of the soul. Includes addiction, neurosis, premature ageing, psychosis, anorexia, schizophrenia, depression and mania.

Rock Bottom: Beyond Drug Addiction, by members of Arta Rehabilitation Centre in the Netherlands, (Hawthorn Press, Stroud). Describes the work of the centre in treating and rehabilitating drug addicts.

Chapter 13

Aids, Arie Bos, (Hawthorn Press, Stroud), A practical approach to the understanding and treatment of Aids based on anthroposophical medicine.

Chapter 14

Biodynamic Agriculture: An Introduction, H.H. Kopf, B.D, Pettersson, W. Schaumann, (Rudolf Steiner Press, London). Detailed discussion of biodynamic farming and gardening, including explanation of the differences between organic, natural and biodynamic methods.

Chapter 15

Natural Medicines Society Newsletter. Published quarterly and available from the NMS, PO Box 232, East Molesey, Surrey, KT8 1YF.

The following articles may also be of interest to readers with respect to anthroposophical medicines and legislation:
'Controlled Clinical Trials and Medical Ethics' by R Burkhardt and G Kienle, *The Lancet* ,Vol. 2, 1978, pp 1356–59.
'Controlled Clinical Trials and Drug Regulations' by R Burkhardt and G Kienle, *Controlled Clinical Trials,* Vol. 1, 1980.

Chapter 16 .

Children in Need of Special Care, Thomas Weihs, (Souvenir Press, London). A description of the therapeutic community approach to the care of mentally handicapped children.

Focus. A biannual newsletter available from Park Attwood Clinic, Trimpley, Bewdley, Worcestershire DY12 1RE.

Chapter 17
Anthroposophical Medical Newsletter. Available from the Medical Group of the Anthroposophical Society in Great Britain, c/o Park Attwood Clinic, Trimpley, Bewdley, Worcestershire DY12 1RE.

Contact Addresses

1. Anthroposophical Societies

General Anthroposophical Society
Goetheanum
4143 Dornach 1 Switzerland
Tel. +41-61-706 4242
Fax +41-61-706 4314
Email: sekretariat@goetheanum.ch

Great Britain
Anthroposophical Society in Great Britain
Rudolf Steiner House
35 Park Road
London NW1 6XT
Tel. +44-020-7723 4400
Fax +44-020-7724 4364
Email: rsh@cix.compulink.co.uk

Ireland
Anthroposophical Society in Ireland
3 Stewarts Place
Holywood, Co. Down BT18 9OX

United States of America
Anthroposophical Society in America
1923 Geddes Avenue
Ann Arbor MI 48104-1797
Tel. +1-734-662 9355
Fax +1-734-662 1727
Email:
information@anthroposophy.org

Anthroposophical Society in Hawaii
2514 Alaula Way
Honolulu HI 96822
Tel. +1-808-988 4555
Email: p-dwyer@aloha.net

Canada
Anthroposophical Society in Canada
PO Box 38162
Toronto, Ont. M5N 3A8
Tel. +1-416-488 2886
Fax +1-416-488 5546
Email:
alexandragunther@anthroposophical.society.ca

Australia
Anthroposophical Society in Australia
PO Box 5450
Kingston ACT 2604
Tel. +61-2-6238 2116
Fax +61-2-6238 2701
Email:
anthroposophy.austra@bigpond.com

New Zealand
Anthroposophical Society in New Zealand
Beehive Gardens
Norton Road
4221 Hastings
Tel/Fax +64-6-876 7788
Email: hmulder@xtra.co.nz
www.anthroposophy.org.nz

South Africa
Anthroposophical Society in Southern Africa
P.O. Box 71925
Bryanston 2021
Tel. +27-11-706 8545
Fax +27-11-706 8544

Up-to-date addresses can be found on
www.anthroposophy.net

Argentina
Sociedad Antroposófica en la Argentina
2224 Crisólogo Larralde
1429 Buenos Aires
Tel. +54-11-4702 9872
Fax +54-11-4710 3310

Austria
*Allgemeine Anthroposophische Gesell-
schaft Landesgesellschaft Österreich*
Tilgnerstrasse 3-5
1040 Vienna
Tel +43-1-505 3207
Tel/Fax +43-1-505 3454

Belgium
Anthroposophische Vereniging in België
Société Anthroposophique en Belgique
Oude Houtlei 2
9000 Gent
Tel. +32-9-233 5458
Fax +32-9-233 5327

Brazil
Sociedade Antroposófica no Brasil
Rua São Benedito 1325-c/45
04735-003 São Paulo
Tel. +55-11-523 0537
Fax +55-11-247 4552

Chile
Socieda Antroposófica de Santiago
Manuel Covarrubias 3782
Casilla 22-11 de Nunoa
Santiago de Chile
Tel. +56-2-223 0556

Columbia
Rama Santiago Apóstol, Cali
Uresa Bloque 54, apto. 203, Cali, Valle

Croatia
Antropozofsko Drustvo 'Marija Sofija'
Ulica Baruna Trenka br. 4
10000 Zagreb

Czech Republic (and Slovakia)
Anthroposofická Spolecnost
PO Box 285
11001 Prague 1
Tel. +420-2-651 7732

Denmark
Antroposofisk Selskab Danmark
Rosenvangsalle 251, 8270 Højbjerg
Tel. +45-8627 6060

Ecuador
Rama Micael, Quito
PO Box 17-04-10454, Quito
Tel. +593-2-407 621
Fax +593-2-449 032
Email: pjaramil@ramt.com

Egypt
Sekem Branch
PO Box 2834, Heliopolis, Cairo
Tel. +20-2-280 7994 / 7438
Fax +20-2-280 6959

Estonia
Eesti Antroposofiline Selts
Sireli 5/a, 0009 Tallinn
Tel. +372-2-518 035

Finland
Suomen Antroposofinen Liittoo
Uudenmaankatu 25 A 4
00120 Helsinki 12
Tel. +358-9-642 515
Fax +358-9-680 2591

France
Société Anthroposophique en France
2 rue de la Grande Chaumière
75006 Paris
Tel. +33-1-4326 0994
Fax +33-1-4325 2621

Georgia
Anthroposophical Society in Georgia
Chavtshavadse Avenue 19a
PO Box 32, 380079 Tbilisi
Tel. +995-32-352 739

Germany
Anthroposophische Gesellschaft in
Deutschland
Rudolf Steiner-Haus
Zur Uhlandshöhe 10, 70188 Stuttgart
Tel. +49-711-164 3121
Fax +49-711-164 3130

Hungary
Anthroposophical Society in Hungary
Berènyi u.8,. 1016 Budapest

Iceland
Antroposofiska Felagid a Islandi
PO Box 953, 121 Reykjavik
Tel. +354-486 6022

India
5 Proctor Road, Grant Road
Mumbai (Bombay) 400 007
Tel/Fax +91-22-386 3799

Italy
Società Antroposofica in Italia
Via Privata Vasto 4, 20121 Milan
Tel/Fax +39-02-659 5558

Japan
Anthroposophical Society in Japan
Rudolf Steiner House Japan
Kikui-cho 20, Shinjuku-ku
Tokyo 162-0044

Latvia
Anthroposophical Society in Latvia
Uldis Saveljevs
Keldisa Str. 24-51, 1021 Riga
Tel. +371-2-171 282

Mexico
Rama Juan de la Cruz
Tecla 46, Col. Los Reyes
Coyoacan Mexico DF 04330
Tel. +52-5-617 6854
Fax +52-5-617 4054

Namibia
Anthroposophical Group in Namibia
PO Box 11359, 9000 Windhoek
Tel. +265-61-220 033

Netherlands
Anthroposofische Vereniging
in Nederland
Boslaan 15, 3701 CH Zeist
Tel. +31-30-691 8316
Fax +31-30-691 4064

Norway
Antroposofisk Selskap i Norge
Prof. Dahlsgate 30, 0260 Oslo
Tel. +47-22-448 688
Fax +47-55-102 235

Peru
Sociedad Antroposófica en el Perú
Avenida Prescott 590, Lima, San Isidro
Email: hidrosa@ibm.net

Philippines
Anthroposophical Group
in the Philippines
110 Scout Rallos Street
1103 Quezon City, Metro Manila
Tel. +63-2-928 3986
Tel/Fax +63-2-928 7608
Email: asp@info.com.ph

Poland
Towarzystwo Antropozoficzne w Polsce
ul. Sakowicza 6, 10-900 Olsztyn
Tel/Fax +48-89-523 7771

Portugal
Sociedade Antroposófica em Portugal
Rua D. Estefania N°. 99, 2° Drt
1000 Lisbon
Fax +351-1-354 0107

Romania
Societatea Antroposofica din Romania
Str. Matei Voevod 31, Sect. 2
73222 Bucharest
Tel/Fax +40-1-210 3357

Russia
Anthroposophical Society in Russia
Nastshokinski 6, kw. 3, 121019 Moscow
Tel/Fax +7-095-291 2384

Slovakia (see Czech Republic)

Spain
Sociedad Antroposófica de Espana
Calle Guipuzcoa 11-1-Izda
28020 Madrid
Tel. +34-1-534 8163

Sweden
Antroposofiska Sällskapet i Sverige
Pl 1800, 153 91 Järna
Tel. +46-8-5515 0530
Fax +46-8-5515 0644

Switzerland
Anthroposophische Gesellschaft in der Schweiz
Hauptstrasse 12, 4143 Dornach
Tel. +41-61-701 5785
Fax +41-61-701 5717

Uruguay
Novalis Group, Montevideo
Amazonas 1529
11400 Montevideo
Tel. +598-2-619 3370

2. Anthroposophical Hospitals, Clinics and General Practitioners

Great Britain

Park Attwood Clinic
Trimpley, Bewdley. DY12 1RE
Tel. +44-1299-861 444
Fax +44-1299-861 375

Raphael Medical Centre
Rehabilitation and Nursing Home
Hollanden Park Coldharbour Lane
Hildenborough
Tonbridge TN11 9LE

Some General Practioners:
A current list can be found on
www.weleda.co.uk/antdoc.htm

Mytton Oak Foundation
Racecourse Lane,
Shrewsbury SY3 5LZ
Tel. 01743-357 350

Helios Medical Centre
17 Stoke Hill, Bristol BS9 1JN
Tel. 0117-962 6060

St Lukes Medical & Therapy Centre
53 Cainscross Road,
Stroud GL5 4EX
Tel. 01453-763 755

Camphill Medical Practice
St John's, Murtle Estate,
Bieldside, Aberdeen AB1 9EP
Tel. 01224-868 935
Fax 01224-868 971

North London Medical Practice
668 Finchley Road,
London NW11 7NP
Tel. 020-8935 1331

Anthroposophical Medical Practice
26 Hartfield Road,
Forest Row RH18 5DZ
Tel. 01342-824 422

Blackthorn Medical Centre
St Andrews Road,
Maidstone ME16 9AN
Tel. 01622-726 277

United States
Chrysalis Therapeutic Centre
Arlington, MA
Tel. +1-781-643-1449

Community Supported
Anthroposophical Medicine
Ann Arbor, MI
Tel. +1-734-677-7990

Fellowship Community
Spring Valley, NY
Tel. +1-914-356-8494

Hawthorn Clinic
Ghent, NY
Tel. +1-518-672-7004

K. David Schulz, PhD, ABPP
Woodbury, CT
Tel. +1-203-263-0290

Lawrence A. Fox, PhD
Baltimore, MD
Tel. +1-410-435-5420

Quantum Therapeutics
Silver Spring, MD
Tel. +1-301-989-1124

Raphael Association
Fair Oaks, CA
Tel. +1-916-967-8250

Steiner Holistic Medicine, Inc
Denver CO
Tel. +1-303-321-2100

Steiner Medical & Therapeutic Center
Phoenixville, PA
Tel. +1-610-933-1688

Canada
Kenneth McAlister, MD
Thornhill, Ont.
Tel. +1-905-882-4949

Werner Fabian, MD
Barrie, Ont.
Tel. +1-705-739-4114

Australia
Paulo Moraes MD
221 Wonga Road
Warranwood Vic 3134
Tel. +61-3-9876 3011
Fax +61-3-9876 4336
Email: moraes.arara@bigpond.com

New Zealand
Novalis House
275 Fifield Terrace
Christchurch 2
Tel/Fax +64-3-332 5702

Argentina
Therapeutikum San Rafael
Consultorios Médicos
Ramallo 2606, 1425 Buenos Aires
Tel. +54-11-4702 9888

Austria
Diät und Kneipp Sanatorium
6793 Gaschurn / Montafon
Tel. +43-558-861 70
Fax +43-558-861 741

Brazil
Clinica Tobias
Rua Regina Badra 576
04641 São Paulo
Tel. +55-11-247 3799

Clinica Vivenda Sant'Anna
Rua Hermann Toledo 407
Bairro Sant'Anna
36037-210 Juiz de Fora MG
Tel. +55-32-231 1032
Fax +55-32-212 2776

Egypt
Sekem Medical Centre
El Katiba, PO Box 56
Belbes, Sharkia
Tel. +20-10-214 019

Estonia
Jakobs Therapeutikum
Jakobi 37, 51006 Tartu
Tel. +372-7-421 393
Fax +372-7-421 471

Germany
Filderklinik
Im Haberschlai, 70794 Filderstadt
Tel. +49-711-7703 0
Fax +49-711-7703 3679

Friedrich Husemann Klinik
Psychiatric and Neurological Clinic
79256 Buchenbach
Tel. +49-7661-382 0
Fax +49-7661-392 400

GFH Havelhöhe
Kladower Damm 221, 14089 Berlin
Tel. +49-30-36 501 0
Fax +49-30-36 501 444

Klinik Öschelbronn
Am Eichhof, 75223 Niefern-Öschelbronn
Tel. +49-7233-68 0
Fax +49-7233-68 110

Knapps-Krankenhaus Essen-Steele
Am Deimelsberg 34a, 45276 Essen
Tel. +49-201-805 4601
Fax +49-201-805 4603

Krankenhaus Lahnhöhe
Am Kurpak 1, 56112 Lahnstein
Tel. +49-2621-915 0
Fax +49-2621-915 575

Krankenhaus Rissen
Suurheid 20, 22559 Hamburg
Tel. +49-40-81910
Fax +49-40-813 019

Kreiskrankenhaus Heidenheim
Schlosshausstrasse 100
89522 Heidenheim
Tel. +49-7321-332 502
Fax +49-7321-332 048

Heilstätte Sieben Zwerge,
Drogenkrankheiten
Grünwangerstrasse 4
Postfach 1153, 88682 Salem
Tel. +49-7544-507 0
Fax +49-7544-507 51

Paracelsus-Krankenhaus
Burghaldenweg 60
75378 Bad Liebenzell
Tel. +49-7052-925 0
Fax +49-7052-925 215

Therapeutische Gemeinschaft für
Kinder- und Jugendpsychiatrie
Sonderkrankenhaus
79691 Neuen
Tel. +49-7673-7891

Italy
Casa di Salute Rafael
Palace Hotel, 38050 Roncegno

Netherlands
Bernhard Lievegoed Klinik
Prof. Brockhorstlaan
3723 MB Bilthoven
Tel. +31-30-225 5555
Fax +31-30-228 3096

Rudolf Steiner Verpleeghuis
Nieuwe Parklaan 58
2597 LD Den Haag
Tel. +31-70-306 8306
Fax +31-70-352 1262

Centre for the rehabilitation of addicts
Arta
Krakelingweg 25. 3703 HP Zeist

Romania
Central de Medicina Integrale
Nr. 146 cod 1985 jud. Timis
Masloc
Tel/Fax +40-47-562 915

Spain
Centro de Terapia Antroposófica
Calle Salinas 12,
35571 Puerto del Carmen, Lanzarote
Tel. +34-28-512 842
Fax +34-28-512 844

Sweden
Vidarkliniken
153 91 Järna
Tel. +46-8551-50510
Fax +46-8551-50171

Switzerland
Bezirksspital Langnau: Komplementär-
medizinische Abteilung
3550 Langnau i.E.
Tel. +41-34-409 2222
Fax +41-34-409 2323

Casa di Cura Andrea Cristoforo
Via Collinetta 25, 6612 Ascona
Tel. +41-91-791 1841

Ita Wegman Klinik
Pfeffingerweg 1, 4144 Arlesheim
Tel. +41-61-706 7171
Fax +41-61-706 7173

Lukas Klinik (for cancer)
Postfach 532, 4144 Arlesheim
Tel. +41-61-701 3333
Fax +41-61-701 8217

Merian Iselin-Spital
Dr. Med, Markus Greub
Föhrenstrasse 2, 4009 Basel
Tel. +49-61-305 1212
Fax +49-61-301 1866

Paracelsus-Spital
Bergstrasse 16, 8805 Richterswil
Tel. +41-1-787 2121
Fax +41-1-787 2351

3. Manufacturers and Distributors of Anthroposophical Medicines

Great Britain
Weleda (UK) Ltd
Heanor Road
llkeston
DE7 8DR
Tel. +44-115-944 8222
Fax +44-115-944 8210
Email: Info@Weleda.co.uk
www.weleda.co.uk

Ireland
Weleda (Irl.) Ltd
Scoughan,
Blessington
Co. Wicklow
Tel. +353-45-865 575
Fax +353-45-865 827

United States of America
Weleda Inc,
PO Box 249
Congers
NY 10920
Tel. +1-914-268 8572
Fax +1-914-268 8574
Email: Info@Weleda.com

Canada
Purity Life Health Products Ltd
6 Commerce Street
Acton, Ont. L71 2X3
Tel. +1-519-853 3511
Fax +1-519-853 4660

Australia
Weleda Pty Ltd
488 Burke Street
Melbourne
VIC 3000
Tel. +61-3-9723 7278

New Zealand
Weleda New Zealand Ltd
PO Box 8132
Havelock North
Tel. +64-6-877 7394
Fax +64-6-877 4989
Email:
customerservices@weleda.co.nz

South Africa
Weleda SA
PO Box 5502
Johannesburg 2000
Tel. +27-11-444 6921
Fax +27-11-444 8774
Email: eleanor@Pharma.co.za

Argentina
Weleda SA
Ramos Mejia 2615. 1609 Boulogne
Tel. +54-11-4737 0303
Fax +54-11-4737 0859
Email: gerencia@weleda.com.ar

Austria
Weleda GmbH & Co. KG
Hosnedlgasse 27, 1220 Vienna
Tel. +43-1-256 6060
Fax +43-1-259 4204
Email: Weleda@netway.at

Belgium
Weleda NV
Ambachtenlaan 8, 3001 Leuven
Tel. +32-16-406 624
Fax, +32-16-400 184
Email: WeledaBelg@compuserve.com

Brazil
Weleda do Brasil Ltda
Rua Brigadeiro Henrique Fontanelle 33
05125-000 São Paulo SP
Tel/Fax +55-11-3641 4122
Email: Weleda@Weleda.com.br

Chile
Weleda Chile Ltda
Simón Bolivar 4188, Nunoa, Santiago
Tel. +56-2-225 8953
Fax +56-2-225 3508

Czech Republic
Weleda spol.sro
Opatovicka 24, 110 00 Prague 1
Tel. +420-2-2491 5301
Fax +420-2-2491 6081
Email: Weledapraha@mbox.vol.cz

Denmark
A/S Todin
Postboks 216, 6200 Åbenrå
Tel. +45-7462 4488
Fax +45-7462 0966

Finland
Suomen Luonnonlaake Oy
Kyläsaarenkatu 14, 00580 Helsinki
Tel. +358-9-4114 7702
Fax +358-9-698 8214
info@weleda.fi

France
Weleda SA
9 rue Eugene Jung, 68330 Huningue
Tel. +33-3-8969 6800
Fax +33-3-8969 6899
Email: Weleda@hr.net.fr

Germany
Weleda AG
Postfach 1320,
73503 Schwäbisch Gmünd
Tel. +49-7171-919 414
Fax +49-7171-919 424
Email: info@weleda.de

Abnoba Heilmittel GmbH
Güterstrasse 53, 75177 Pforzheim

Helixor Heilmittel GmbH
Postfach 8, 72348 Rosenfeld

WALA-Heilmittel GmbH
73085 Eckwälden/Bad Boll

Hong Kong
Yung Trading Ltd
Flat 906, Block 20, Heng Fa Chuen
Tel. +852-9430 3384
Fax +852-2505 9566

Hungary
*GTT Hyppokrates Kereskedelmi es
Szolgaltato Beteti Tarsaag
Buro Weleda*, Paulay Ede u. 52,
Bocskai U 27, 1061 Budapest
Tel. +36-1-340 2379
Fax +36-1-340 2379

Iceland
Thumalina
Posthusstraeti 13, 101 Reykjavik
Tel. +354-551 2136
Email: Mar-@isholf.is

Italy
Amos srl
Via Pessano 11, 20151 Milan
Tel. +39-02-4009 0132
Fax +39-02-4007 0379
Email: amos-vicentini@iol.it

Japan
Nature's Way Co. Ltd
1-2-23 Nishiki Naka-ku,
Nagoya 460-0003
Tel. +81-52-232 1161
Fax +81-52-232 1162
Email: ichikawa@naturesway.co.jp

Netherlands
Weleda Nederland BV
Postbus 733, 2700 AS Zoetermeer
Tel. +31-79-363 1313
Fax +31-79-363 1303

Poland
PZA SA Multi Pharme
ul. Novogrodzka 200, 18-400 Lomza
Tel. +48-86-167 481
Fax +48-86-167 4826

Portugal
Farmacia Nova
Rua Bernardium Ribeiro 1A
2780 Caxias, Oeiras
Tel. +351-21-44 32837
Fax +351-21-44 32839

Russia
Weleda Russia
Zverinetskaya 34-38, 105318 Moscow
Tel. +7-095-369 2301
Email: Weledarus@Glas.apc.org

Spain
Weleda SA
Calle Manuel Tovar 3, 28034 Madrid
Tel. +34-1-358 0358
Fax +34-1-358 1247
Email: Weleda.spain@mad.servicom.es

Sweden
Weleda SB
Box 4, 153 21 Järna
Tel. +46-8-5515 1800
Fax +46-8-5515 1815
www.weleda.se

Switzerland
Weleda AG
Stollenrain 11, 4144 Arlesheim
Tel. +41-61-705 2121
Fax +41-61-705 2310

4. Professional Associations of Anthroposophical Doctors

United Kingdom
*Anthroposophical Medical
Association*
c/o Park Attwood Clinic
Trimpley, Bewdley DY12 1RE
Tel. +44-1299-861 444
Fax +44-1299-861 375

United States of America
*Physicians' Association for Anthro-
posophical Medicine (PAAM)*
1923 Geddes Avenue
Ann Arbor MI 48104-1797
Tel. +1-734-930 9462
Fax +1-734-662 1727

Canada
*Canadian Anthroposophical
Medical Association*
Dr Kenneth McAlister
9100 Bathurst, Suite #2
Thornhill, Ont. L4J 8C7
Tel. +1-905-882 4949
Fax +1-905-882 0560

Australia
*Australian Anthroposophical
Medical Association Inc.*
Dr. Antony Underwood
802-808 Pacific Highway, Suite 2/2
Gorwon NSW 2072
Tel. +61-2-9418 1388
Fax +61-2-9418 1418

New Zealand
*New Zealand Association of
Anthroposophical Doctors*
Dr Roger Leitch
11 Woodford Road
Mount Eden, Auckland
Tel. +64-9-631 0477
Fax +64-9-843 3090

South Africa
*Anthroposophical Medical
Association, South Africa*
Dr. Raoul Goldberg
PO Box 760-
Howard Place 7450
Tel/Fax +27-21-531 5766

Argentina
*Asociación Argentina de Medicina
Antroposófica*
2224 Crisólogo Larralde
1429 Buenos Aires
Tel. +54-11-702 9872
Fax +54-11-502 5164

Austria
*Gesellschaft Anthroposophischer Ärzte
Österreichs*
Tilgnerstrasse 3, 1040 Vienna
Tel. +43-1-504 4908
Fax +43-1-504 8404

Belgium
*Belgische Vereniging von
Antroposofische Aertsen*
Sint Denijslaan 82, 9000 Gent
Tel. +32-9-221 6652
Fax +32-9-221 7710
Email:
Marnix.Schaubroeck@village.uunet.be

Brazil
*Sociedade Brasileira de Médicos
Antroposoficos*
Rua Regina Badra 576
Alta de Boa Vista
04641-000 São Paolo
Tel/Fax +55-11-247 3131

Bulgaria
Dr Kalina Atanasova Kostova
Sveta Troitsa, Block 376,
BX. D. App.101, 1309 Sofia
Tel. +359-2-201 028

Czech Republic
The Society of Anthroposophical Doctors
Dr Thomas Bouzek
Rooseveltova 31, 16000 Prague
Fax +420-2-2431 6525

Denmark
Dansk Selskab for Antroposofisk Medicin
Inge Alsted Pedersen
Maglegards Alle 110 st, 2860 Søborg
Tel. +45-3167 1159

Estonia
Society of Anthroposophical Doctors
Jaamamoise 1, 51006 Tartu
Tel/Fax +372-7-406 382

Finland
Antroposofisen lääketieteen lääkäriyhdistys
c/o Reijo Kurppa
Muuralankumpu 1 D 1, 02770 Espoo
Tel. +358-9-587 0408
Fax +358-9-859 4108
Email: pjzim@sci.fi

France
Le Mercure Federal
Olivia Curtis
12 rue Montaigne, 37300 Joue-les-Tours
Tel/Fax +33-2-4767 6642

Germany
*Gesellschaft Anthroposophischer Ärzte
in Deutschland*
Roggenstrasse 82, 70794 Filderstadt
Tel. +49-711-779 9711
Fax +49-711-779 9712

Italy
Gruppo Medico Antroposofico Italiano
Via Privato Vasto 4, 20121 Milan
Tel. +39-02 659 5558
Fax +39-02 6671 1563

Lithuania
*The Society of Anthroposophical
Doctors*
Dr. Ija Cimdina
Matisa 19-15, 1001 Riga
Tel. +371-7-229 8730
Fax +371-7-311 1939
Email: ijablum@hotmail.com

Netherlands
*Nederlandse Vereniging van
Anthroposofische Artsen*
Postbus 266, 3970 AG Driebergen
Tel. +31-343-533 538
Fax +31-343-533 651

Norway
*Norske Legers Forening for
Antroposofisk Medisin*
Dr. Arne Schjönsby, 2850 Lena
Tel/Fax +47-6116 0710

Peru
*Asociacion Peruana de Medicina
Antroposofica*
Frasiscco de Zela 2672, Lima 14
Tel/Fax +51-1-442 0528
Email: yvanille@blockbuster.com.pe

Poland
Towarzystwo Lekarzy
Antroposoficznych Polsce
Ewa Wasniewska
ul. Swietojanska 130-9, 81-401 Gdynia
Tel. +48-58-620 2775
Fax +48-58-620 1650

Russia
The Society of Anthroposophical Doctors
Prospekt Andropova 22-30
115533 Moscow
Tel/Fax +7-095-118 3001

Spain
*Asociacion de Médicos para
la Medicina Antroposófica*
Calle Guipuzcoa 11, 1-Izda, 28020
Madrid
Tel. +34-1-630 4448
Fax +34-27-418 447

Sweden
*LAOM (Läkarföreningen för
Antropofskt Orientered Medicin)*
Box 78, 15 300 Järna
Tel/Fax +46-8-5517 1883
Email: laom@post.netlink.se

Switzerland
*Vereinigung anthroposophisch orien-
tierter Ärzte in der Schweiz*
Dr. Med. Eva Streit, Paracelsus-Spital
Bergstrasse 16, 8805 Richterswil
Tel/ +41-1-787 2121 / 2750
Fax +41-1-787 2940

**European Federation of Natural
Medicine Users (EFNMU)**
President: Peter Meister
Beckweg 18, 58313 Herdecke,
Germany
Tel. +49-2330-623 328
Fax +49-2330-623 330
Secretary: Penny Viner
65 Church Street, Langham,
Oakham LE15 7JE, England

5. Support Groups

Great Britain
Medical Group of the Anthropo-
sophical Society in Great Britain
Park Attwood Clinic
Trimpley, Bewdley, DY12 1RE
Tel. +44-1299-861 444
Fax +44-1299-861 375

United States of America
The Federation of Natural Medicine
Users of North America (FONMUNA)
Christine Murphy
228 Hungry Hollow Road
Spring Valley NY 10977
Tel. +1-914 352 1967
Fax +1-914 426 5122

Austria
Verein für anthroposophisch
erweitertes Heilwesen
Schillerstrasse 6, 8010 Graz
Tel. +43-316-3210 7210
Fax +43-316-3210 7212

Belgium
Vereniging voor Antroposofische
Gesondheidszorg
Vredestraat 120, 2600 Berchem
Tel. +32-32-300 265

Finland
Antroposofisen lääketieteen yhdistys
(ALY)
Jaana Rahijärvi, PL 57, 00600 Helsinki
Tel. +358-9 757 3366
www.sci.fi/~pjzim/aly.htm

France
Association des Patients pour la
Defense de la Medicine d'Orientation
Anthoposophique
La Commanderie, 10140 Amance

Germany
Verein für ein erweitertes Heilwesen
Joh. Kepler Strasse 56/58, 75378 Bad
Liebenzell

Netherlands
Centrum Sociale Gesondheidszorg
Thedingsweert 3,
4012 NR Kerk Avezaath Tiel
Tel. +31-344-634 171

Poland
Oaraceksys-Terapeutikum
Przedsiebiorstwo Uslugowo,
ul. Slawkoska 10, 31-014 Kraków
Tel/Fax +48-12-227 206

Spain
Centro de Terapia Antroposófica
Calle Salinas 12, 35510 Puerto del
Carmen
Tel. +34-28-512 842
Fax +34-28-512 844

Sweden
Föreningen för Social Hygien
Jörgen Jannes
Marknadsvägen 207 2TR, 18 334 Täby

Switzerland
Verein für ein anthroposophisch erweit-
ertes Heilwesen
Postfach 5, 4144 Arlesheim
Tel. +41-61-701 1514
Fax +41-61-701 1503

6. Training Courses in Anthroposophical Medical Practice

Great Britain

Courses for doctors and medical students:
Anthroposophical Medical Association
Park Attwood Clinic
Trimpley, Bewdley DY12 1RE

Courses for nurses:
Anthroposophical Nurses Association
Julian Gilde
18 Alexandra Grove, London N4 2LF

Eurythmy therapy:
Peredur Centre for the Arts
Dunnings Road, East Grinstead
RH19 4NH

Artistic therapy:
Hibernia School of Artistic Therapy
Centre for Science and Art
Lansdown, Stroud GL5 1BB

Tobias School of Art
Coombe Hill Road, East Grinstead
RH19 4LZ

Speech therapy:
London School of Speech Formation
Dunnings Road, East Grinstead
RH19 4NH

United States of America

Courses for doctors, nurses, therapists:
Physicians' Association for
Anthroposophical Medicine
PO Box 269, Kimberton PA 109442

Brazil

Thirty-week course for doctors and nurses, also artistic therapy training:
Centro Paulus de Estudos
Goetheanisticos
Rua Amaro Alves do Rosario 102
04884 São Paulo

Finland

Art therapy:
Arte-Mhisia School
Puuskakuja 14, 00850 Helsinki

Germany

Full-time seminar over two terms for doctors and medical students:
Anthroposophisches Ärzte Seminar
Haberschlaiheide 1, 70794 Filderstadt

Full nursing training:
Freie Krankenpflegeschule an der
Filderklinik
Haberschlaiheide 1, 70794 Filderstadt
Ausbildungsinstitut für Krankenpflege
Klinikum der Universität
Witten/Herdecke
Beckweg 4, 58313 Herdecke

Postgraduate anthroposophical nursing:
Fortbildungsinstitut für Kranken-
und Altenpflege
Johann Kepler Str. 19, 753783 Bad
Liebenzell

Rhythmical massage and hydrotherapy courses (in English and German):
Margarethe Hauschke Schule
Grübinger Strasse 29, 73087 Bad Boll

Eurythmy therapy:
Berufsverband Heileurythmie
Roggenstrasse 82, 70794 Filderstadt

Artistic therapy:
Artaban Schule,
Westfälischestrasse 82. 10709 Berlin

Margarethe Hauschka Schule
Grübinger Strasse 29, 73087 Bad Boll

Seminar für Kunstlerische Therapie
Mühlweg 18-20, 89143 Blaubeuren

Music therapy:
Anny von Lange Schule
Alfredstrasse 37, 20535 Hamburg

Musiktherapeutische Arbeitstätte
Arno Holz Strasse 16, 12165 Berlin

Speech therapy:
Christa Slezak-Schindler
Johann Kepler Str. 10, 7263 Bad
Liebenzell

Netherlands

Ten-day introductory course and one-year postgraduate course for doctors and medical students:
De Vrije Hogeschool
Hoofdstraat 20, 3972 LA Driebergen

Eurythmy therapy:
Heileurythmie-Ausbildung
Gentsestraat 68, 2587 HW The Hague

Artistic therapy:
Academie de Wervel
Kon. Wilhelminalaan 2a, 3972 EX
Driebergen

Switzerland

One-to-three-month courses (in English and German) for doctors and medical students:
Ärztliche Fortbildungsstätte, Dr Rosselke
Zech
Grellingerweg 4, 4144 Arlesheim

One-year postgraduate nursing course:
Ita Wegman Klinik
Pfeffinger Weg 1, 4144 Arlesheim

Eurythmy therapy:
Heileurythmie Ausbildung am
Goetheanum
4143 Dornach

Sculpture therapy:
Ausbildungs und Arbeitsstätte für plastisch-künstlerische Therapie
Postfach 134, 4143 Dornach

Speech therapy:
Ursula Ostermai
Postfach 701, 4144 Arlesheim

Chinese language edition translated from

the English edition:

Healing for Body, Soul and Spirit

An Introduction to Anthroposophical Medicine

Copyright:

© Iain Rodger and Michael Evans, 1992

Published in English by Floris Books, Edinburgh

Chinese translation copyright © 2016

Printed in Taiwan and published throughout the world

By HUMANWISDOM PRESS

3F., No.4 Darong E. St.,

Nantun Dist., Taichung City 40848

Taiwan

找回自己內在的醫生：身、心、靈的療癒人智醫學概論
/ Michael Evans, Iain Rodger作；許姿妙翻譯.
-- 初版. -- 臺中市：人智, 2016.03
　　面；　公分
譯自：Healing for body, soul and spirit
ISBN 978-986-87522-9-0(平裝)

1.心身醫學 2.心靈療法

415.9511　　105003070

找回自己內在的醫生
身、心、靈的療癒 人智醫學概論

作　　　者　Dr. Michael Evans and Iain Rodger
中文翻譯審訂　許姿妙 醫師
美 術 設 計　上承文化有限公司

出　　　版　人智出版社有限公司
　　　　　　地址：台中市南屯區大容東街4號3樓
　　　　　　電話：(04)23379069
　　　　　　傳真：(04)23379359
　　　　　　e-mail：humanwisdompress@yahoo.com.tw
　　　　　　劃撥帳號／ 22727115
　　　　　　戶名／人智出版社有限公司

版　　　次　2016年3月　初版一刷
定　　　價　390元
國 際 書 號　ISBN：978-986-87522-9-0（平裝）